實用草本百科

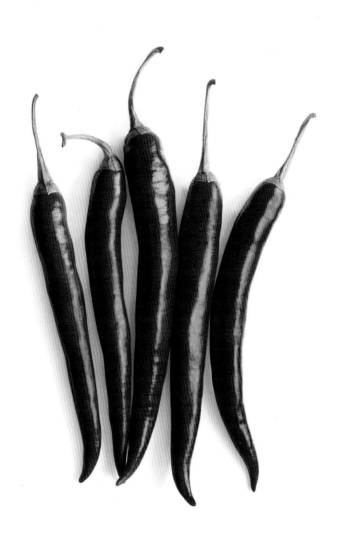

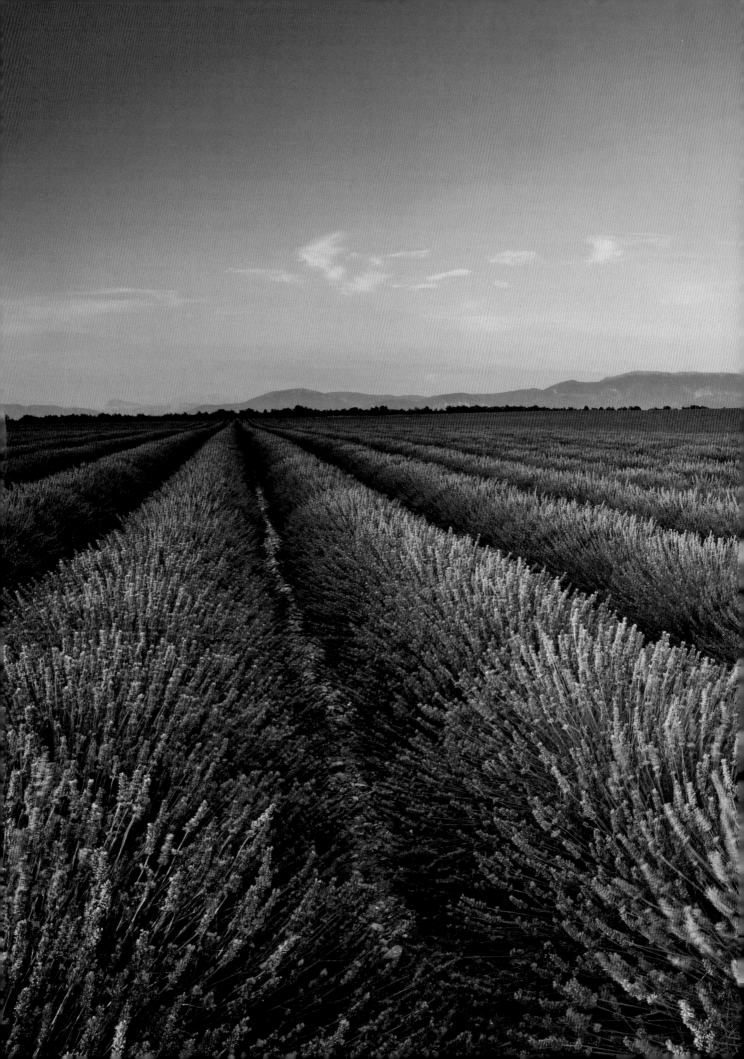

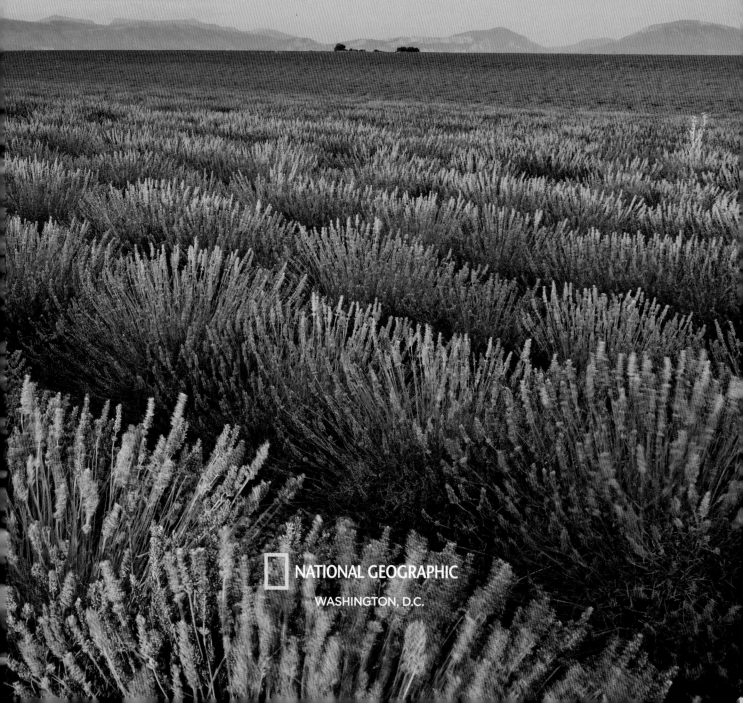

實用草本百科

家庭必備86種天然療方養生指南

NATIONAL GEOGRAPHIC

WASHINGTON, D.C.

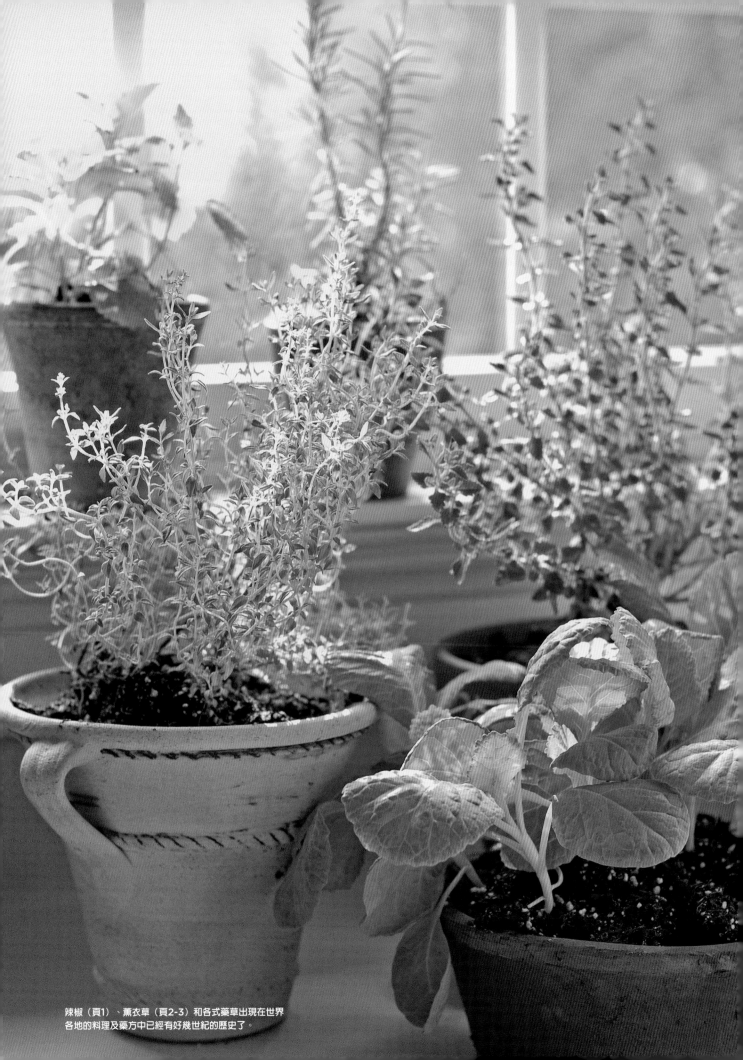

辣椒（頁1）、薰衣草（頁2-3）和各式藥草出現在世界
各地的料理及藥方中已經有好幾世紀的歷史了。

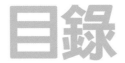

目錄

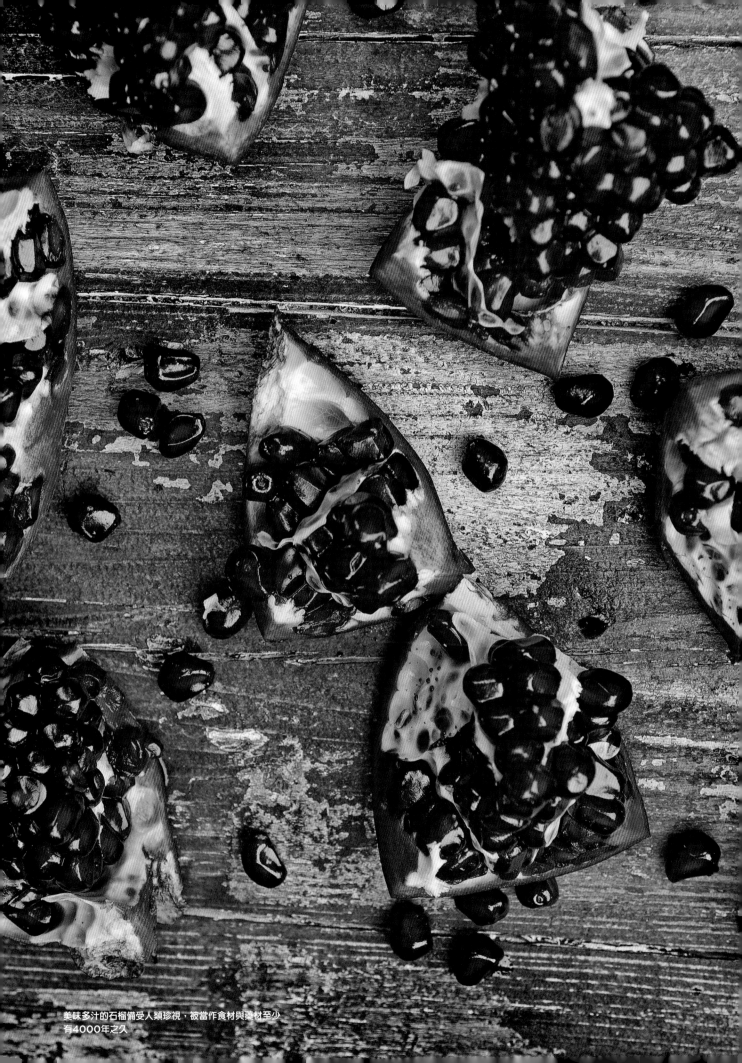

美味多汁的石榴備受人類珍視，被當作食材與藥材至少
有4000年之久

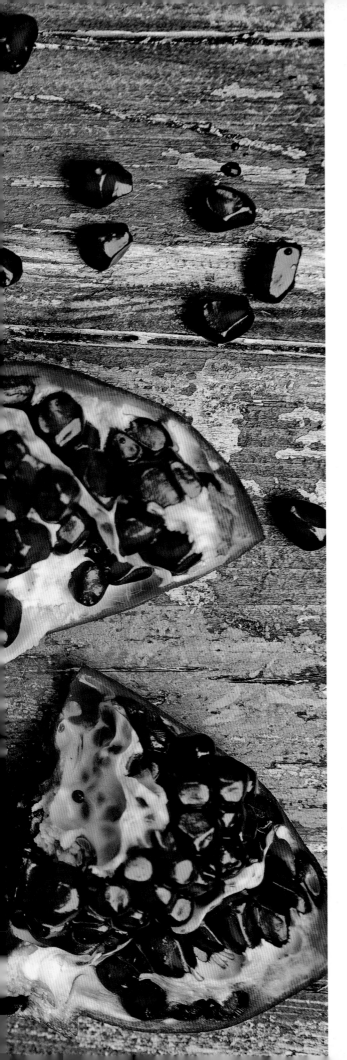

回歸自然

今日，當事關個人健康時，很多人會選擇回歸自然。愈來愈多人在現代醫學以外，也轉向人類已仰賴好幾世紀的藥草與其他自然療法，以預防並治療不同的症狀。

自然療法的種類

藥草療法有很多種運用方式：

浸液：一種茶飲，將使用的植物部位短暫泡入熱水中

煎藥：備製時間較長的茶飲，將使用的植物部位加入水中以小火長時間熬煮

糖漿：將使用的植物部位加入糖水或蜂蜜水中

粉末：乾燥、磨碎的植物部位

酊劑：以水和酒精溶液溶出植物所含的重要成分

軟膏：所需植物部位磨成粉或萃取後，加入油狀物質如橄欖油或石油膠（如凡士林）中

糊藥：將新鮮或乾燥的植物部位，溫熱濕敷於皮膚上

幾點注意事項

在嘗試新療法之前，請先徵詢專業醫療意見。購買膠囊或藥錠時一定要細讀標籤，確認產品內含「標準萃取物」。藥劑標準化能確保服用劑量維持一致。避免自行混用草藥。最重要的是，用開放的態度面對大自然療法的療癒力量。

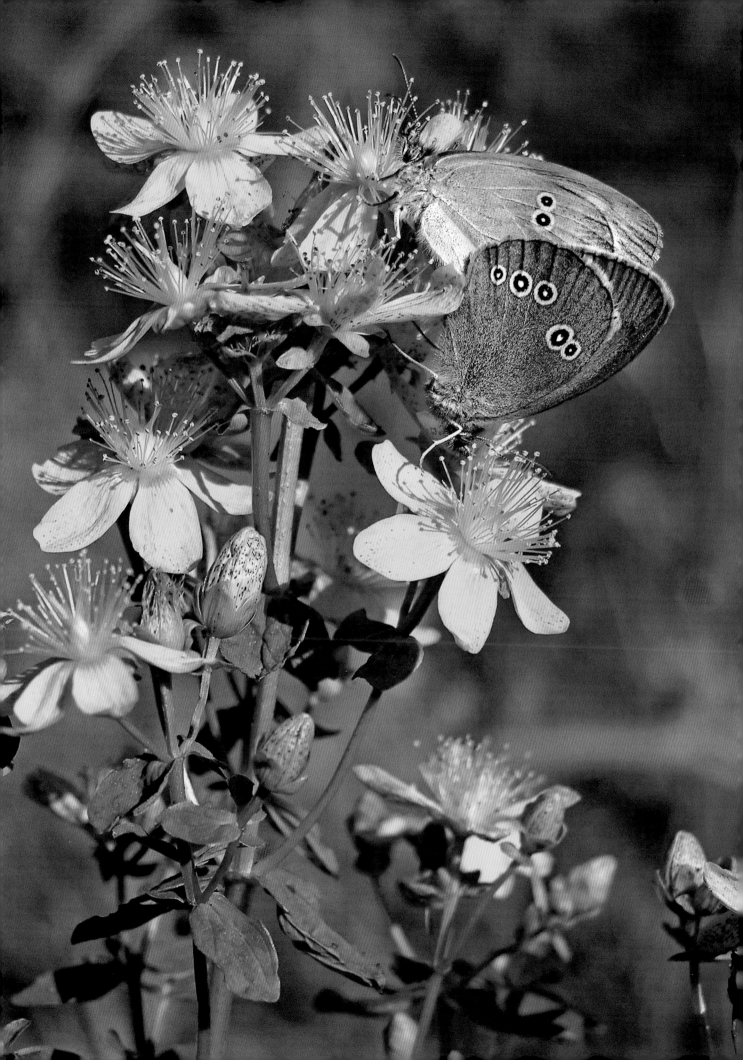

第一章

思緒清晰

大腦與神經系統

身心安頓的舒適感，只有在人體神經系統平衡時才可能感受得到。而當此系統遭破壞時，會造成注意力不集中、情緒低落、心靈可能也無法平靜。幸好，已經通過時間考驗、部分案例甚至有科學佐證的各式藥草，是保持心智健康的好方法。

人體的溝通網絡——神經系統——是非常龐大、複雜的系統，其中包括了腦部、脊髓和如細線一般深入人體各部位的神經。人體內的神經傳導物質（如血清素、多巴胺、正腎上腺素）和激素（如皮質醇、雌激素、睪固酮）都會強烈影響我們的情緒、思考、食慾及睡眠。當這些神經傳導物質或激素對身心產生負面影響時，我們往往就會焦慮、憤怒、恐慌、失眠和情緒起伏。本章介紹的療法都很普遍，也很容易取得，是有效提振精神、回復神經系統平衡的天然方式。

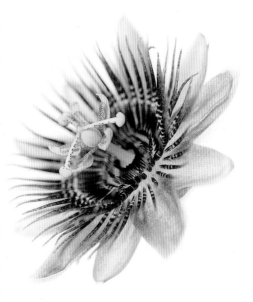

焦點療方：亞洲參

過長沙

小白菊

蛇麻

卡瓦胡椒

香蜂草

西番蓮

貫葉連翹

北美黃芩

纈草

DIY：療癒花園

左頁：蝴蝶停歇在貫葉連翹（又名聖約翰草，*Hypericum perforatum*）上。
上：西番蓮（*Passiflora incarnata*）

亞洲參

藥草之王

人參被稱為藥王、天堂之根、世界奇物。人參屬中最知名的大約有12個種類，其中包括了西洋參和亞洲參。長久以來，許多不同文化都會用這種植物根部當作提升免疫力、增強體力和改善整體健康狀況的補藥。事實上，人參的屬名*Panax*正是源於希臘文的*panakos*一字，意為「治百病」。

將亞洲參（*Panax ginseng*）用於受傷、生病、長期情緒壓力、體力耗弱及疲勞的人身上，有強化神經系統的功效。有研究指出，食用亞洲參的人通常會覺得比較敏銳，在思考、學習、專注力和記憶力上也有改善。這種人參可能也有助於控制糖尿病、降低膽固醇、讓思緒清明，並預防某些癌症。

▶ 歷史

數千年以來，人參在中國、韓國、印度都是主要藥材。印度古代文獻認為人參是具有魔力、能讓人起死回生的植物。而在遠東地區，人參被視為能恢復身體健康、活化各種系統。不過，與其說是藥材，亞洲參其實比較常

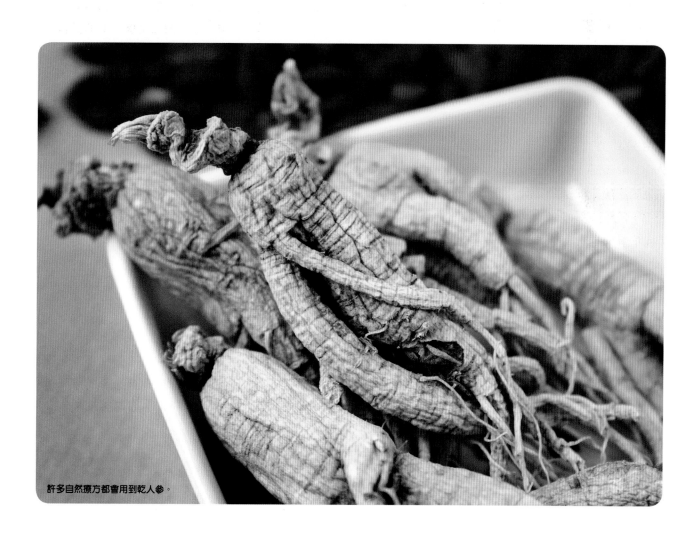

許多自然療方都會用到乾人參。

被當成一種能提高人體整體天然免疫力、進而治癒並抵禦疾病的物質。在現代藥草醫學中，這類藥草或物質就稱為「調理素」。

▶ 取得與使用

亞洲參營養補充品以人參根部製成，這種植物生長在中國東北部、鄰近的韓國和俄羅斯以及日本北海道的山區坡地。如今，野生人參已非常少見，全世界的需求都靠人工種植供應，種植地區大多位於中國東北及南韓。人參營養品在很多地方都買得到，從地區雜貨店到自然健康中心之類的地方都有。購買之前，要仔細閱讀成分表，以確定配方中所含的人參比例。

萃取物：標準的亞洲參萃取物含有4-7%的人參皂苷（活性成分），每日劑量為100-200毫克。

酊劑：每日攝取不超過3次，每次1-2毫升。

茶飲：3-4杯水加入3-6小匙人參，燜煮45分鐘。過濾、冷卻後，每日飲用1-3次，每次1杯。

膠囊：每次服用500-1000毫克的乾參粉末，每日1-2次。

▶ 注意事項

服用人參時應監測血壓。糖尿病患者應特別注意，因為人參能降低血糖。亞洲參也有興奮劑效果，可能會造成失眠或焦慮；而有些人食用後會出現輕微的腸胃不適或頭痛。最好與醫師確認，看看服用人參是否會影響目前服用的藥物。不建議連續服用人參三個月以上，因為有些研究人員相信，長期食用人參會引起類似激素所造成的不良副作用。

採收方式

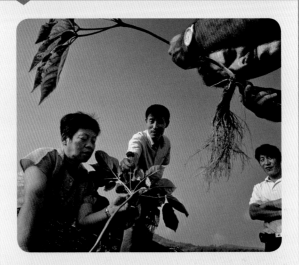

野生的亞洲參在數百年前就已消耗殆盡，所以藥草市場上大部分的亞洲參都是人工種植的，其中又以中國和南韓為目前世界最大生產國。栽種人參需要相當的技術和訓練。這種植物喜好肥沃、溼潤、排水佳的疏鬆土壤，腐植質含量要高，且需要至少80％的遮蔭，種植四至六年後才會成熟。秋季時，工人會小心挖出人參的根部，小心洗淨之後加以乾燥（可製成白參），或是先蒸過再乾燥（即為紅參）。工人會把採收起來的人參整齊排列在架子上以陽光暴曬。乾燥之後再分類、儲存或運送。

俗名	學名	使用部位	適應症
亞洲參、人參	*Panax ginseng*	根	增強記憶、強健體魄

過長沙

鎮定舒緩，強化心智

印度的阿育吠陀醫學使用過長沙已經至少有3000年歷史了，醫師推薦用這種藥草增強記憶和強健神經。過長沙也引起了西方醫學研究人員的興趣，他們的研究顯示，過長沙能讓人處理資訊的速度加快、記住更多知識。藥草治療師更有興趣的是用這種藥草來改善情緒、增強體力及免疫系統。

▶ 取得與使用

全球大部分的過長沙都是在印度採收的野生過長沙，以整株植物製成萃取物後再賣到世界各地的植物市場。

膠囊：一般來說，每日攝取5-10公克的過長沙粉末。

茶飲：一般來說，以一杯水浸泡1-2小匙的過長沙葉片5-10分鐘，每日攝取不超過3次。

酊劑：一般來說，每日攝取1-2小匙酊劑或2大匙糖漿、或根據製造商指示使用。

萃取物：標準的過長沙萃取物含有20-55%的假馬齒莧皂苷（有效成分），用量為一日2次，每次150毫克。

▶ 注意事項

過長沙可能會引起口乾、噁心及疲倦等症狀，不過大多數研究結果顯示，相對來說過長沙較不會產生不良作用。若與鎮定藥物合併服用，可能會增加嗜眠感，也可能會與甲狀腺藥物產生交互作用。

過長沙生長在潮溼環境，
常被視為雜草。

俗名	學名	使用部位	適應症
過長沙、百克爬、假馬齒莧	*Bacopa monnieri*	地上部位	認知、記憶力、焦慮

卡瓦胡椒

放鬆的根源

卡瓦胡椒原生於南太平洋諸島，傳統上會以卡瓦胡椒根部製成飲品，給貴族飲用。卡瓦胡椒長期以來都被當作緩解焦慮、消除疲勞、強健體魄以及治療受寒和感冒的藥物。公元1770年代，這種藥物被介紹給探險家詹姆士‧庫克船長，他又將之引入歐洲。

卡瓦胡椒大多用於緩解緊張和焦慮，也經過嚴謹的臨床實驗，結果顯示，卡瓦胡椒的抗焦慮效果就和處方用藥一樣強。

▶ 取得與使用

向信譽良好的製造商購買卡瓦胡椒，只用成分為純根部

乾燥磨粉的產品。可靠的廠商通常會附上未使用莖部和葉片的聲明。建議購買水性萃取的產品（代表製造過程中以水為溶劑，而不是用丙酮或酒精）。

茶飲：以1杯水加入1-2小匙的卡瓦胡椒根，小火燜煮約10分鐘，過濾。每日飲用1杯。

萃取物：臨床試驗的用量為每次100-200毫克的根部萃取物，每日三次。

▶ 注意事項

若是肝臟有狀況、飲酒、在服用乙醯胺酚或任何處方藥的話，就需要請教醫護人員。如果出現了肝臟毛病的徵兆，像是疲倦、腹痛、嘔吐、尿液偏深色、糞便顏色變淺、眼白或皮膚變黃等等，請盡速就醫。懷孕、哺乳期間及未滿18歲之青少年皆不建議食用。

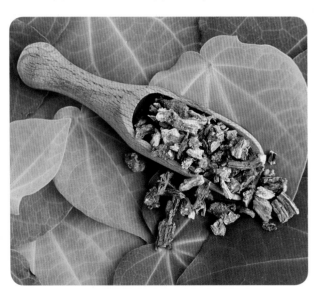

卡瓦胡椒根部入藥已經有數世紀的歷史。

俗名	學名	使用部位	適應症
卡瓦胡椒	*Piper methysticum*	地下莖、根部	焦慮、更年期症狀

小白菊

偏頭痛剋星

小白菊已有2000多年的使用歷史，常用於治療令人衰弱的偏頭痛，降低其發作頻率和嚴重程度。這種植物的葉片中含有超過40種複合物，其中一種是小白菊內酯，研究顯示這種成分能緩解肌肉痙攣，並避免腦部血管收縮（偏頭痛發作的主因之一）。

　研究顯示，有助緩解偏頭痛的用法，是每日攝取50-100毫克的冷凍乾燥小白菊配方（通常內含0.2-0.35%的小白菊內酯成分）。在某些國家如加拿大，小白菊產品中的小白菊內酯含量的濃度是有特別要求的。小白菊有時也會和核黃素（維生素B2）及鎂混合使用，因為這兩種物質也能降低偏頭痛的發作頻率。

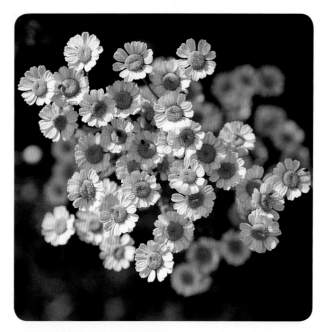

小白菊秀氣的花朵能預防並緩解頭痛。

▶ 取得與使用

小白菊是一種很好種的多年生植物，年年都會盛開，卻不太需要照顧。大部分健康食品專賣店都能找到小白菊製品。

　新鮮葉片：傳統療法是每日咀嚼兩枚葉片，預防偏頭痛。警告：新鮮葉片可能會造成口腔潰瘍。

　膠囊：每日服用50-100毫克，依製造商指示。

▶ 注意事項

臨床實驗顯示，小白菊是安全且人體耐受性高的藥物，不過咀嚼葉片後如出現口腔潰瘍，就應該停止使用。孕婦也不建議使用。

見古識今

● **1525年**　《班科草藥大典》（*Banckes's Herbal*）記載小白菊能緩解腸胃不適、牙痛與咬傷。

● **1787年**　《庫爾珮珀草藥大典》（*Culpeper's Herbal*）建議在頭痛時使用小白菊。

● **1791年**　《愛丁堡新藥典》（*The Edinburgh New Dispensatory*）建議以小白菊治療歇斯底里及腸胃脹氣。

● **1973年**　一名威爾斯婦人試驗以小白菊治療偏頭痛，成功緩解症狀。

俗名	學名	使用部位	適應症
小白菊、解熱菊	*Tanacetum parthenium*	葉片、花朵部位	偏頭痛

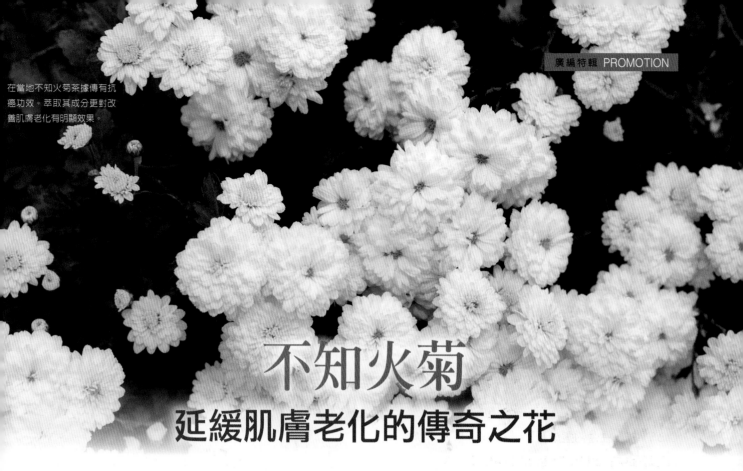

在當地不知火菊茶據傳有抗癌功效。萃取其成分更對改善肌膚老化有明顯效果。

不知火菊
延緩肌膚老化的傳奇之花

俗話說「人如其食」（You are what you eat），各地特殊的植物樣貌以及飲食習慣，也可能與當地人的健康生活息息相關。只生長在日本熊本不知火地區，也因此為名「不知火菊」的珍稀植物擁有著不可思議的力量，在當地一直流傳著「身體不舒服的時候把不知火菊的花瓣煎一煎喝掉」的說法。

當地傳統土方習慣將盛開的不知火菊採下、曬乾後，以清酒為水加入被曬乾的菊花花瓣，熬煮至酒精全部揮發，製成濃烈苦口的不知火菊茶來強身健體。許多當地人更相信這種藥草茶具有抗癌的作用，而成為地方上相當受歡迎的傳奇飲品。民眾常一次喝小磁酒杯一杯，一週大概 2～3 次，這在這個地區像民間傳說一般傳承下來成為習俗。

此外，在現代科技的協助下，發現不知火菊有令人驚豔的神奇力量。日本知名保養品公司和熊本大學共同研究，在世界上首次發現過度增生會導致生活文明病及癌症的蛋白質 Angptl 2（老化加速蛋白）和肌膚的老化也息息相關，若能抑制此蛋白質的增生，將能延緩老化，改善肌膚皺紋斑點問題，研究人員將 400 多種植物進行研究後，意外發現不知火菊，能抑制高達 80% 的 Angptl 2（老化加速蛋白），其抗老的優異性遠遠超過其他植物成分，此發現也為抗老技術打開嶄新篇章。

如此珍貴的菊花擁有著強韌的生命力，1-2 年會把土地的養分吸收殆盡，所以同一片土地無法行連作，需不斷更換耕地吸取大地精華。而此生命力化成了抑制老化加速蛋白的關鍵，成為 2016 年倍受矚目新抗老成分。（資料來源：再春館製藥所）

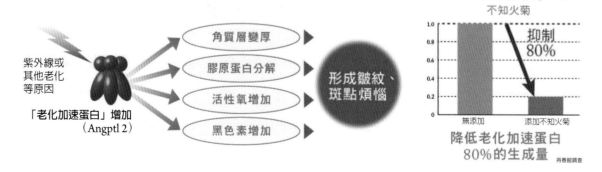

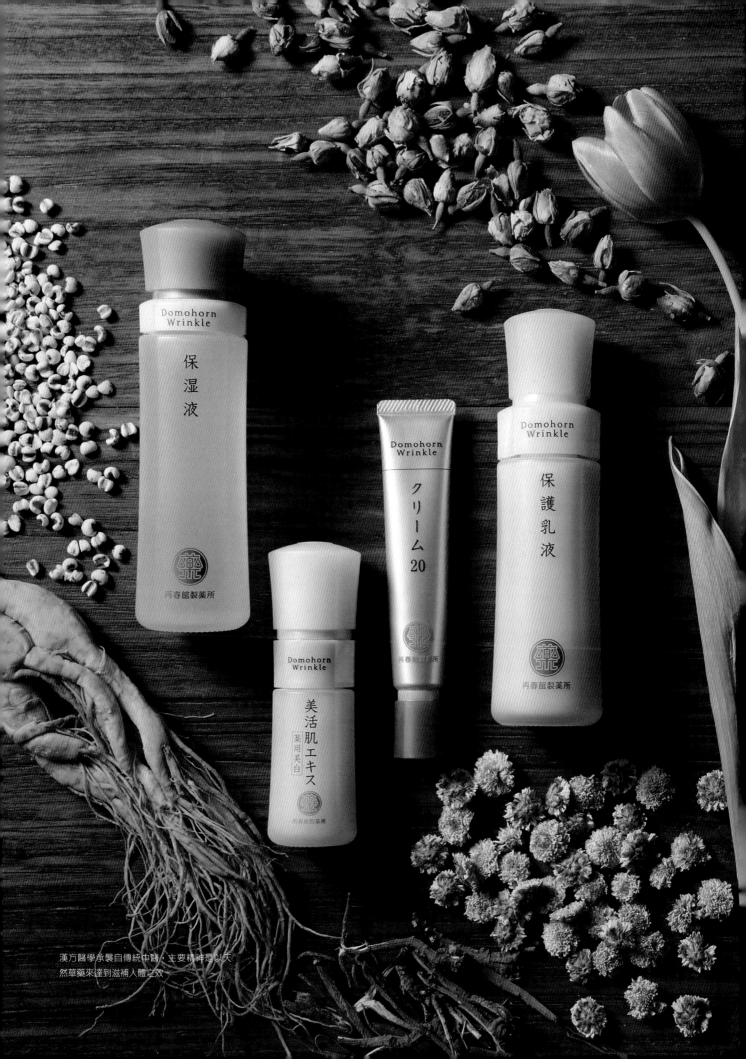

漢方醫學承襲自傳統中醫，主要精神是以天
然草藥來達到滋補人體之效

以大自然力量，喚醒肌膚根本力
不知火菊 綻放回春傳奇

峨巍的阿蘇火山聳立，帶來富含豐富礦物質的火山熔漿灰，

這些有機質隨著流水沖積而下，孕育出熊本豐饒的沃土。

拜火山之賜，熊本有著肥沃的土地，而在火山岩的層層過濾下，

更讓這裡擁有號稱日本百大名水之一白川水源，

並造就及其豐沛的地下水「阿蘇伏流水」。

這樣得天獨厚的環境，促使熊本成為盛產各種頂級作物的知名農業縣，

更是日本傳奇抗老保養品牌──「朵茉麗蔻」的誕生地。

以大地的生命力，喚醒肌膚原有能量。

漢方理念 找回健康根本力

1932 年，富饒的熊本縣內，一家小小的漢方製藥所悄悄成立。

江戶時期由肥後熊本藩六代藩主細川重賢所創立的漢方學校「再春館」。是現今熊本大學醫學院的前身，不僅為日本第一間漢方醫學院，更以不分貴賤都能就讀、致力推廣醫理的精神聞名日本全國。而此製藥所承襲了該理念，命名為「再春館製藥所」。

漢方醫學並非一般人們認知的中醫，而是日本人承襲傳統中醫理論後發展而成。漢方常用的藥材較傳統中醫少，也較少利用中醫的把脈和針灸技巧，其醫治重點放在該如何透過天然藥材來滋補人體，為人們帶來更多健康與活力。

這間製藥所承襲「再春館」之名，希望透過漢方醫學的理論，找出大自然中生命力旺盛的天然藥材來強身健體，達到人和自然共生共榮、天人合一的理想。繼承了熊本淵遠流長的漢方醫學背景，希望能改善身體病痛，再春館研發出能舒緩疼痛的漢方產品，並廣受歡迎。

隨著人們平均壽命越來越長，再春館製藥所發現除了一般身體病痛，「老化」也逐漸成為現代女性煩惱的來源。於是投入了大量的研究資源，結合漢方理念在保養品中，訴求從肌膚根本來解決老化問題。1974 年，抗老保養品牌「朵茉麗蔻」因應而生。

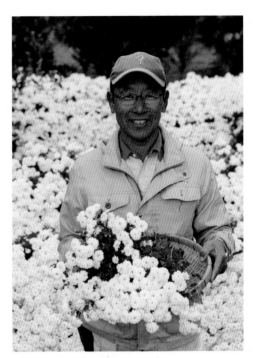

熊本當地的農業達人北園直二，協助朵茉麗蔻復育珍貴的不知火菊。

在再春館的製藥背景支援下，朵茉麗蔻運用漢方理念將 150 多種能夠滋養肌膚的天然成分作為原料，更領先時代，將當時只用於醫療用途的膠原蛋白添加到保養品中，於 42 年前創造出日本第一支膠原蛋白乳霜，而成為日本保養品界的抗老先驅。

發現神秘不知火菊　有效抑制肌膚老化

42 年來，朵茉麗蔻研究開發團隊從未停止尋找破解肌膚衰老的根本原因。每 3-4 年會將全新技術與成分更新於保養品中，近年研究人員發現肌膚中存在著一種蛋白質 (Angptl2)，是造成肌膚老化的主要兇手之一，因此稱它為「老化加速蛋白」，只要能夠有效抑制這種蛋白，就能有效抗老，改善女性皺紋斑點問題。

為了尋找最有效的成分，研究開發人員們收集了世界各地 400 多種植物進行研究，卻遲遲沒有滿意的結果。有位研究員帶著妻子回到熊本縣不知火地區的娘家過年時，岳父興致勃勃的向研究員說：「你們不是研究保養品的嗎？快把我們當地知名的不知火菊拿去研究研究吧，那可是拿來抗癌用的好植物呦！」原來在熊本縣不知火地區，家家戶戶門前幾乎都有種植著一種當地獨有的菊科植物「不知火菊」，這種當地的特有品種植莖可達 100 公分左右，幾乎是一個小學生的高度，花形偏小，一株通常能綻放數十朵以上的白色花朵、小巧精緻，不管是植莖或是花朵都和一般認知的菊花有很大的不同。

熱情的岳父早已不止一次建議他研究這種神奇植物，因此該名研究員抱著姑且一試的想法將不知火菊帶回實驗室分析。沒想到這種小小的菊花竟然展現令人訝異的生命力，能夠抑制高達 80% 的老化加速蛋白！

不知火菊栽種不易　彌足珍貴之生命力

在令人振奮的結果之後，研究團隊立刻就面臨了新的難題：該如何多量取得這種珍貴的植物來添加在產品中？

原本不知火菊是當地家庭少量種植、自用，絕對不可能有多餘的產量供給。而不知火菊又需要吸取大量的地力，若要人工種植勢必需要大片土地輪種，才能維持土地的健康。於是朵茉麗蔻團隊花了長達三年的時間找尋適合的耕地，最終選中一塊面海傍山的坡地，來復育這種神奇的植物。

不知火菊天性強韌，可以生長於具挑戰性的環境中，在海風的吹拂與豔陽考驗下茁壯，因此人工種植時格外辛苦。栽種者需要在坡地上爬上爬下，育苗、除草、施肥、去蟲，每一樣程序都要耗費大量人力殷殷照料。另外因植栽生長在面海地區，又只能一年一作，七、八月若有颱風，很可能就會摧毀

更多了解朵茉麗蔻，體驗漢方保養魅力！

掉大半植物。剩下來的不知火菊還需等待至十一月時，如雪般的白嫩花朵才會綻放。這時需要抓緊時機，在花朵最為盛開的一天內採收完畢，才能得到品質最好的不知火菊，因此更顯彌足珍貴。在朵茉麗蔻研發團隊多年的努力下，不知火菊終於復育成功，能夠有足夠的產量加入保養品之中，發揮其驚人的抗老成效。

創造人與自然的共生共榮

除了不知火菊外，朵茉麗蔻產品中的重要成分，幾乎都是與自然共生共榮的漢方精神體現。舉例來說，保養品中添加的燒酒酒粕萃取精華就有一段有趣的故事。

甘藷燒酒「茂作」是日本熊本的名產，是以當地最高品質甘藷發酵釀造出來的甘醇燒酒。但甘藷發酵後的酒粕只能直接丟棄，不像一般清酒的米粕可以回收堆肥，而處理酒粕又需花費很多力氣和金錢來處理，讓酒廠大傷腦筋。朵茉麗蔻的研究人員將甘藷製成燒酒後剩餘的酒粕帶回分析後，發現它具有優異的抗老功效，便將其作為主要成分加入保養品內，並同時解決酒廠的煩惱。

而另一個重要成分晚白柚，也是在這樣「不浪費」的精神下，被發現其特殊的抗老價值。八代地區農民種植晚白柚時，會剪除大部份剛發的果實，只保留一、兩顆精華，確保剩下的果實可以享有足夠的養份，成長為渾圓碩大的美麗白柚。朵茉麗蔻的研究人員發現，這些被淘汰的青澀小柚雖然無緣在市面販售，但在肌膚保濕上卻有顯著的功效，立即專研萃取出精華成分，讓這些珍貴成分不被浪費反而成為潤澤肌膚的大功臣。

另外像是將漁業副產品的海鰻皮提煉出高品質的膠原蛋白、收購高等級品種粉紅鑽石鬱金香萃取出提升膠原蛋白質量的保養成分等等，在朵茉麗蔻的漢方背景與先進肌膚技術下，都能讓這些天然原料發揮了最大的價值與功效，除了能夠激發肌膚與生俱來的自我修復力，更能讓整體自然資源獲得最好的利用，創造出人與自然共榮、天人合一的永續價值。

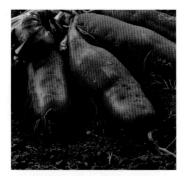

熊本縣產的甘藷燒酒「茂作」相當知名。朵茉麗蔻發現甘藷的燒酒酒粕能夠抑制醣化作用，改善肌膚蠟黃。

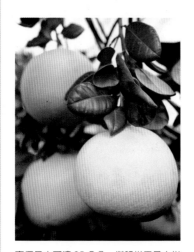

直徑最大可達 25 公分，堪稱世界最大柑橘類的「晚白柚」，其青澀果實能夠幫助肌膚生成玻尿酸，給予肌膚潤澤保濕。

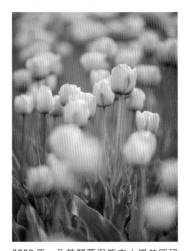

2008 年，朵茉麗蔻與熊本大學共同研究發現鬱金香精華能幫助自我修護蛋白 HSP47，提高肌膚製造膠原蛋白質量，提升肌膚彈力。

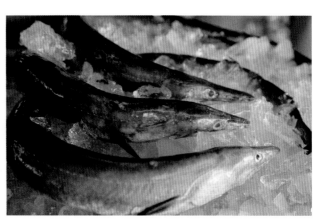

朵茉麗蔻採用海洋性膠原蛋白，1公斤魚皮僅能萃取3公克膠原蛋白，在肌膚彈力與保濕上扮演著重要的角色。

香蜂草

香氣清甜的紓壓良藥

香蜂草用於紓壓及減緩焦慮已有數千年歷史。在現代使用的草藥中，香蜂草會和其他同樣有舒緩功效的藥草如纈草和蛇麻合併使用，以達紓壓助眠之效。近來的研究指出，香蜂草也可能加強人腦的次級記憶和學習、儲存及回想資訊的能力。

▶ 歷史

希臘人與羅馬人將香蜂草當作食物調味料，也作為藥用植物，他們會喝泡了香蜂草葉片的酒來退燒，也會把葉片搗碎後敷在創傷或咬傷上。阿拉伯人把香蜂草譽為情緒低落的剋星，提升記憶力的良藥。中世紀和文藝復興時期，香蜂草被用於舒緩焦慮和助眠。

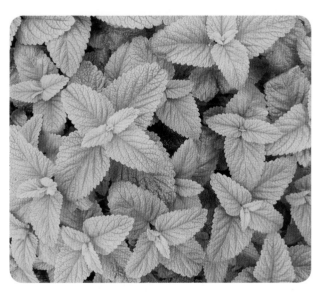

香蜂草葉片具有讓人鎮定的薄荷香味。

見古識今

公元第九世紀	查里曼大帝下令全國修道院的藥草園裡都要種香蜂草。
1440年	香蜂草首次以「蜜蜂草」之名出現在中世紀的手抄本中。
1611年	法國加爾默羅修會的修女研發出加爾默羅水，其中成分就有香蜂草。
1696年	《倫敦藥典》(The London Dispensary) 指出香蜂草能「強化大腦」。

▶ 取得與使用

藥草園中不妨種點香蜂草，取下的葉片可以簡單又快速地乾燥。可製成乾藥草、茶、酊劑與萃取物，使用安全，且任何年紀都適用。

茶飲：將1杯滾開水倒在5-6片新鮮香蜂草葉片、或1小匙乾燥葉片上，浸泡5-7分鐘後再過濾。喜歡的話可加入蜂蜜或甜菊。加薄荷也非常美味。每日飲用數次。注意：出生未滿18個月的嬰兒不宜食用蜂蜜，給未滿3歲的孩童飲用可以洋甘菊或綠薄荷取代胡椒薄荷。

酊劑和萃取物：坊間很容易取得，依指示使用。

俗名	學名	使用部位	適應症
香蜂草	*Melissa officinalis*	葉片	焦慮、壓力、消化不良

西番蓮

舒壓的繽紛藥草

西番蓮能對抗焦慮和睡眠問題,雖然確切的機制還不清楚,但可能和抑制大腦內的某些酵素有關。還有,這種藥草所含的化合物,會附著到大腦內受鎮定性神經傳導物質 γ-胺基丁酸(GABA)影響的同樣部位,這也能解釋西番蓮為何能緩和神經系統,進而讓人放鬆、入眠。西番蓮含有多種類黃酮(已知的抗氧化化合物),可能也有抗焦慮的效果。類黃酮在葉片中的濃度可能比植株其他部位都高。

▶ **注意事項**

有些人使用西番蓮後會出現嗜眠、暈眩症狀,這種藥草也可能增強其他鎮定藥草或藥物的效果。通常不建議在懷孕期間使用。西番蓮同時也可能增強抗凝血藥物的作用、或與之產生其他交互作用。

▶ **取得與使用**

市面上大多以乾燥藥草的形式販售,也有膠囊及酊劑。

浸液:以兩杯水煮1-2小匙的乾燥西番蓮(根部不用)約5-10分鐘。過濾後每日服用3次,睡前也要服用,取其鎮定與抗焦慮效果。

膠囊與錠劑:每次服用1至2顆350毫克的膠囊,每日1至2次。通常會與其它藥草混合使用。

酊劑:每次1-2毫升,每日1-3次。多與蛇麻或香蜂草合併使用。

食在健康

紓壓茶

乾燥洋甘菊1杯,1/4杯薰衣草花苞、1/4杯乾燥西番蓮、1/4杯乾燥檸檬馬鞭草及1/4杯玫瑰果全部加在一起。(可選購散裝的乾藥草。)以每杯茶1大匙混合藥草的比例放入茶壺,再額外多加1大匙,倒入滾燙的熱開水,浸泡約5分鐘,過濾、加糖、好好享用!

俗名	學名	使用部位	適應症
西番蓮	*Passiflora incarnata*	花、葉、莖	焦慮、失眠

貫葉連翹

天然的抗憂鬱藥物

貫葉連翹被用於治療各種症狀與疾病,已經長達好幾個世紀了,不過一直要到17世紀晚期,貫葉連翹才首度被納入美國藥草醫學中,用於治療神經性焦慮和憂鬱。2009年,研究人員評估了29項臨床試驗後,結論為貫葉連翹比安慰劑更能有效治療輕度或中度憂鬱,療效與一般抗憂鬱藥物不相上下,副作用卻更少。

▶ 取得與使用

商用的標準化貫葉連翹萃取物是取新鮮或乾燥後的花朵製成,並依照製造商規格調配,符合一定的化學組成以確保濃度。

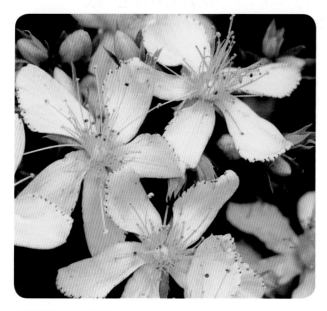

貫葉連翹明亮的黃色花朵。

見古識今

1650年	英國草藥醫師尼古拉斯‧庫爾佩珀將貫葉連翹譽為「獨一無二的療傷藥草」。
1696年	薔薇十字會的宗教移民把貫葉連翹帶到美國費城。
1793年	貫葉連翹的第一個正式紀錄標本在美國賓州採集到。
約1900年	在藥局出售的金絲桃油(又名紅油),雖然很受歡迎,但仍然逐漸式微。

茶飲:以一杯滾燙的熱開水沖泡1小匙貫葉連翹,浸泡5-10分鐘後過濾,每日飲用1-3次。

酊劑:每杯熱開水或香蜂草茶中,加入2-3滴。

膠囊與藥錠:大部分已經做過的研究,都是針對保證含有相當濃度關鍵成分的產品。如果想找營養補充品,選擇含有0.3%金絲桃素、或3-5%貫葉金絲桃素的產品。這些產品的每日攝取劑量為900-1500毫克。

▶ 注意事項

貫葉連翹似乎很安全,但如果正在服用其它處方藥物,為了避免可能的交互作用,應該先諮詢醫師。懷孕期間的安全性也還未確定。

俗名	學名	使用部位	適應症
貫葉連翹、貫葉金絲桃、聖約翰草	*Hypericum perforatum*	乾燥的花朵	輕度憂鬱

北美黃芩

舒壓之源

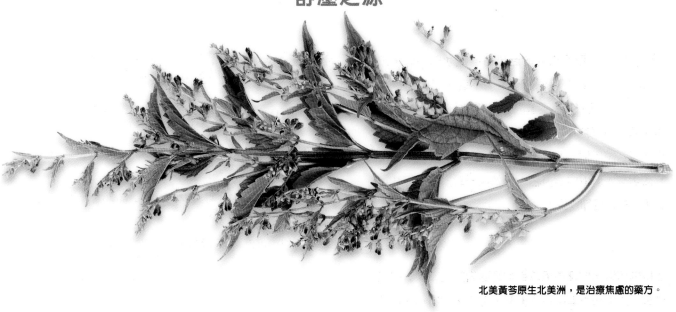

北美黃芩原生北美洲，是治療焦慮的藥方。

北 美黃芩常用於緩和焦慮和睡眠問題。這種藥草被認為會附著在大腦中負責調節焦慮的神經傳導物質受體上，所以現代藥草專家建議用它來做溫和的弛緩素，治療神經性壓力、焦慮、失眠及肌肉緊繃。

▶ 取得與使用

商業供應的北美黃芩大多是由野外採集而來，不過美國西北部太平洋岸地區也有少量人工栽培。

膠囊：每日服用2次850毫克的膠囊（含葉片、莖及果成分）、或每日服用3次850-1275毫克的膠囊（僅含葉片成分）、或按照廠商標示服用。

酊劑：有些草藥專家建議使用酒精浸泡的新鮮北美黃芩製劑，以盡量保留藥草在乾燥過程中可能流失的有效成分。用量從每次1-4毫升都有，每日1-3次。

茶飲：以1杯熱開水浸泡1大匙乾燥葉片（有無莖、花、果均可），過濾後放涼，每日飲用1-3次。

▶ 注意事項

雖然曾經發生過幾起嚴重的肝臟中毒案例，不過專家同意，這是因為北美黃芩製品中摻雜了外觀類似卻有危險性的藥草「苦草」。北美黃芩可能會引發嗜眠感，服用助眠或抗焦慮藥物者須特別注意。

俗名	學名	使用部位	適應症
北美黃芩	*Scutellaria lateriflora*	葉、莖、花	焦慮、失眠

纈草

大自然的抗失眠好幫手

纈草已經經過許多臨床試驗，探討對失眠患者的療效，結果尚不明確。不過看來纈草若是真的能改善睡眠，必須至少服用兩週以上才有效果。藥草專家及自然療法醫師都建議，纈草是安全的另類選擇，可以取代普通用於治療失眠和其他睡眠問題的藥物。

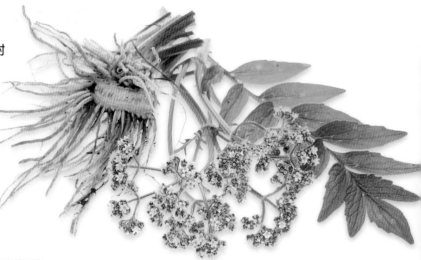

纈草是傳統的助眠藥方，根部有辛辣氣味。

▶ 歷史

傳統中醫和印度阿育吠陀醫藥中都曾使用纈草（*Valeriana officinalis*）和其他的纈草屬植物。古希臘人也曾以纈草治療各種病症，包括失眠、消化不良、肝病和尿道疾病。中世紀時期，纈草在歐洲成了治病萬靈丹。

▶ 取得與使用

如今纈草很容易取得，美國草藥產品協會對纈草的安全評級為第一等級，代表這是一種非常安全的藥草。

茶飲：以1杯水浸泡1小匙乾燥纈草根約10分鐘後過濾。睡前30-60分鐘飲用。

膠囊：睡前30-60分鐘攝取2-3公克的乾燥纈草根。

萃取物：臨床試驗用量為300-900毫克纈草烯酸含量符合標準的纈草萃取物。

酊劑：睡前30-60分鐘攝取5-10毫升。

見古識今

●	公元二世紀	羅馬醫師蓋倫推薦以纈草治療失眠。
●	11世紀	纈草出現在一本盎格魯撒克遜的醫藥療方書籍中。
●	1942年	作家阿嘉莎·克莉絲蒂曾在《啤酒謀殺案》中將纈草列為證據之一。
●	1950年	纈草從美國國家官定處方書中被移除。

俗名	學名	使用部位	適應症
纈草	*Valeriana officinalis*	根、地下莖	焦慮、失眠

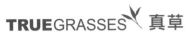
TRUEGRASSES 真草
nature & culture

 ×
天然牧草   再生塑料
| 減碳 · 減塑 |

eco-style

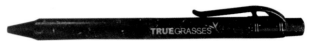

真草筆是採用天然牧草製成
（天然牧草+再生塑料）

自文
化然

nature & culture

將牧草結合回收塑膠，從生產到廢棄過程，減少塑料的使用；以永續設計為出發點，看似低調的真草筆，其實蘊藏著文化生活與自然環境的理性對談。

因塑膠價格低廉，用過即丟的觀念，被很多人視為理所當然。龐大的塑膠垃圾與石化廢氣汙染，就這樣沉默的像空氣般與我們共存。

全然的無塑生活很難，但我們可以選擇使用回收的塑膠再製品，更可以選擇融合自然元素的新材料。將自然融入文化，用文化再造自然。

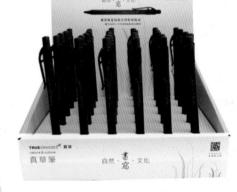

【真草筆30支組】

自然 · 書寫 · 文化

環保 · 文創

Truegrasses真草 環保系列商品
1. 真草(牧草)系列
2. 稻草系列
3. 亞麻系列
歡迎環保團體洽詢贊助、
機關學校、企業CSR洽詢採購

禾本科小常識
大自然中「野草」與稻米、小麥、大麥、玉米、竹子等皆為禾本科植物

Truegrasses.com

想進一步了解
真草環保材料？
禾本科公司 (02-2910-9438)

蛇麻

自然而然一夜好眠

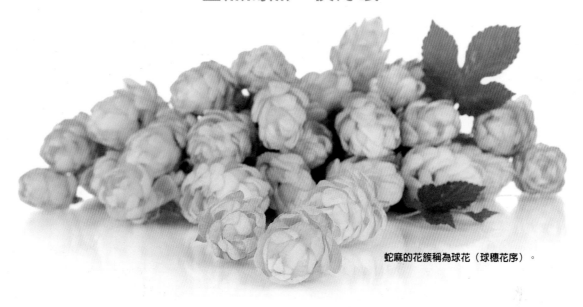

蛇麻的花簇稱為球花（球穗花序）。

大為是啤酒成分而為人所知的蛇麻，能改善睡眠。研究顯示，通常會與纈草（另一種頗受歡迎的藥草療方）搭配的蛇麻，能縮短入睡所需的時間，並改善睡眠品質。據說，枕頭下放一包乾燥蛇麻，也能有效引起睡意。

▶ 歷史

蛇麻從前被美洲原住民當作藥物使用，治療疼痛和失眠。德拉瓦族人會將一小包加熱過的蛇麻葉敷在發痛的牙齒或耳朵上。他們也會喝蛇麻茶來助眠，就跟切羅基族、莫希根族以及福克斯族一樣。在歐洲，蛇麻則被用於減緩風濕性關節炎的疼痛，治療發燒、心臟問題、腹瀉及歇斯底里。

▶ 取得與使用

蛇麻常以乾燥形式出售，也會製成膠囊或萃取物。

茶飲：以1杯水浸泡1小匙球花（雌花）5-7分鐘。可加蜂蜜調味，於睡前30分鐘飲用。

膠囊：每日1-3次，每次500毫克，通常會與纈草根混合使用。

酊劑：每日1-3次，每次2毫升。

▶ 注意事項

蛇麻可能有鎮定效果，服用後應避免開車或操作大型機械。蛇麻可能也會活化女性體內的荷爾蒙，因此在研究者更進一步了解蛇麻以前，曾罹患乳癌或乳癌高危險群者也應避免使用。懷孕期間服用是否安全也不確定。

俗名	學名	使用部位	適應症
蛇麻、啤酒花	*Humulus lupulus*	雌花	失眠、焦慮

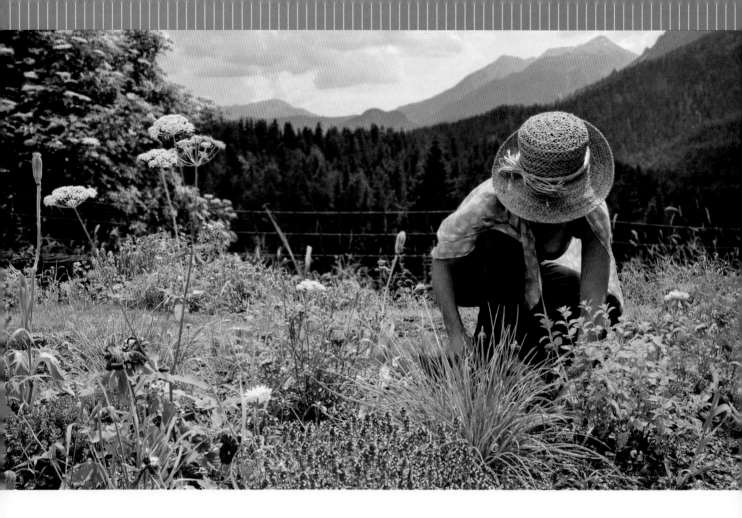

DIY
療癒花園

自己栽種藥草其實並不會占用太多空間和時間。你可以從種子開始種，也可以從當地苗圃或農夫市集採買植株。以下四種植物很適合初學入門：

鎮定舒緩的洋甘菊：這種藥草（見第68頁）在日照充足、排水佳的沙土裡很容易從種子開始種。很受歡迎的羅馬洋甘菊及德國洋甘菊，其實是兩個不同的物種，不過藥效相同。

討人喜愛的薰衣草：種植薰衣草（見第103頁）最簡單的方法就是從苗圃購買幼苗。薰衣草是耐旱的植物，在日照充足、排水佳的土壤中會長得很好。

簡單好種的紫錐花：紫錐花（見第30頁）從種子開始種也很容易，只要在初春時節、土壤較軟時種在日照充足、排水好的地點即可。

刺人的蕁麻：異株蕁麻（見第122頁）這種植物很容易就會霸占整座花園，所以要種在容器或獨立區域中。這種植物喜歡有遮蔭、潮溼的土壤。

採收及儲存

這些植物的葉片和花朵都可以乾燥、保存起來。把葉片或花朵集成一束，用細線或橡皮筋綑在一起，懸掛在陰暗通風處，直到徹底乾燥。讓植物保持完整，不要壓碎花朵或葉片。將藥草放進密閉容器保存，容器外標示清楚內容物和採收日期，如果存放在涼爽乾燥的地方，可以保存一年。

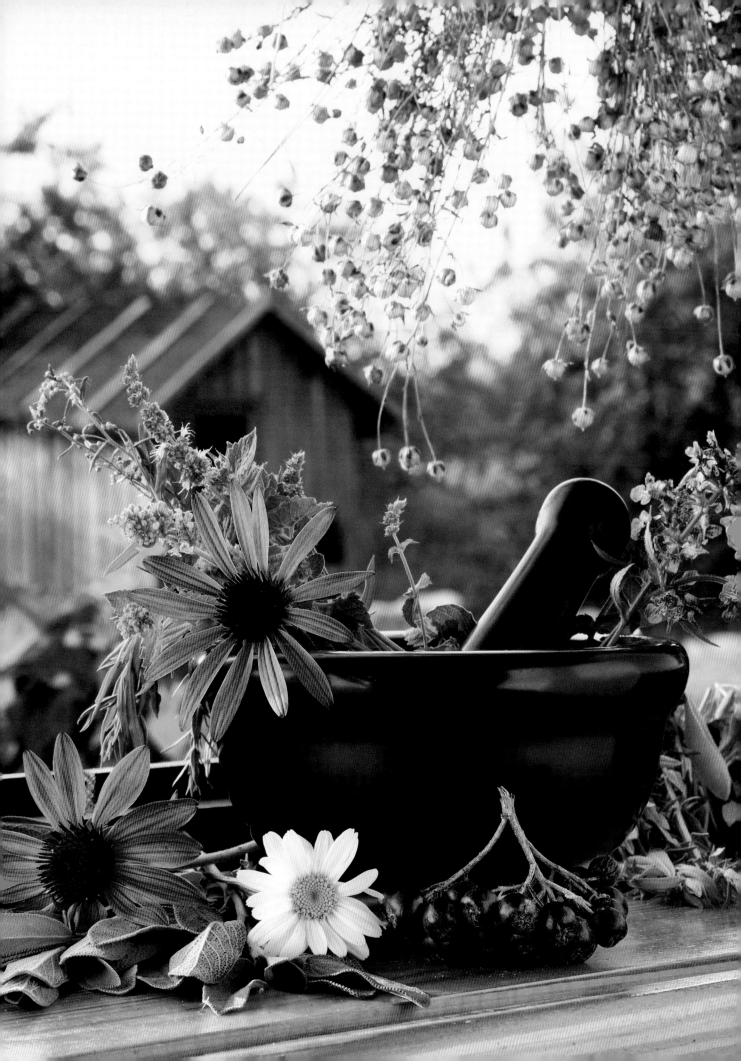

第二章

輕鬆呼吸

呼吸系統

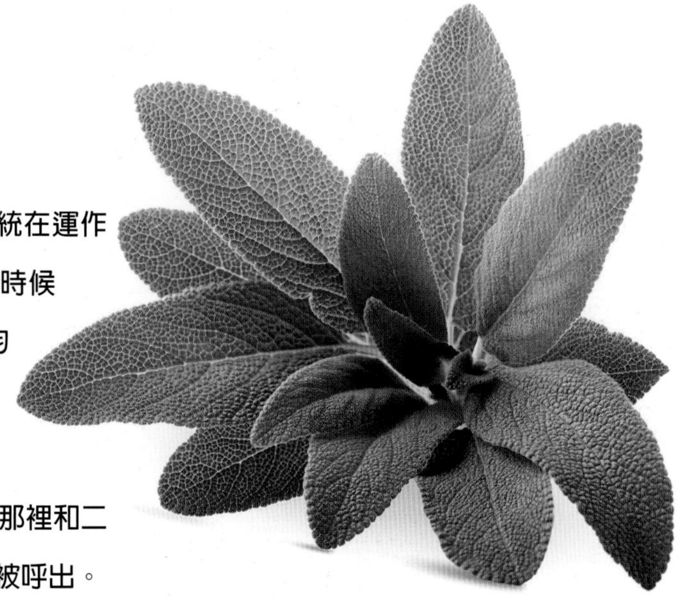

呼吸系統就如許多人體系統一樣，當這些系統在運作時，我們是不太會意識到的，至少大部分時候是這樣。我們幾乎不會注意到自己每天平均呼吸了2萬2000次。肺臟在橫隔膜輔助下形成呼吸系統的核心，把空氣吸入人體，為身體提供氧氣。氧氣從肺臟進入血流，送到人體各器官、組織和細胞裡，在那裡和二氧化碳交換，而二氧化碳也會經由血液被帶回肺臟，再被呼出。

　　儘管呼吸系統有許多長處，持續暴露在外界，也使得呼吸系統容易受到細菌與病毒的感染——例如一般的感冒、流感與結核病。然而，打從有呼吸道疾病開始，人類就會使用藥草加以治療，而且效果很不錯。本章的重點在介紹呼吸道疾病的常見建議治療方法。

焦點療方：紫錐花

黃耆

蜂斗菜

接骨木

桉樹

蜂蜜

甘草

藥蜀葵根

毛蕊花

天竺葵

鼠尾草

百里香

DIY：芳香療法

從很久以前開始，自然療法中就已經會使用鼠尾草（上）與紫錐花（左頁）等藥草。

紫錐花

頑固感冒快快好

紫錐花是一種生命力旺盛且對健康大有益處的野花，也是人類研究得相當透徹的藥草，素有能減輕一般感冒病情、並縮短病程的美名。經證實，紫錐花對免疫系統有許多效益——包括加強抗體反應、提升干擾素濃度以抵抗病毒，還有刺激白血球抵抗感染的能力等。

常用的紫錐花共有三個種類，而其中所含的化合物，會因為取自哪一種、植物的哪個部位以及萃取技術而有差異。紫錐花的化合物包括多醣體、醣蛋白與烷醯胺類，都有醫療效果，能增強免疫系統、抑制病毒和細菌。紫錐花的作用機制仍在持續研究中。每日使用紫錐花，似乎沒有預防感冒的效果；然而，有些研究指出，紫錐花能夠讓感冒病程縮短一或兩天。若想看到效果，應該在症狀一出現的時候就服用優質產品，並且使用足夠劑量。

▶ 歷史

紫錐花的花朵有帶刺的圓頂狀中心，外圍是一圈薰衣草色調的花瓣。美洲原住民早已將至少三種紫錐花當成藥草使用。北美大平原與鄰近地區的印第安原住民似乎將紫錐花當成百病適用的藥草。奧馬哈－朋卡原住民會咀嚼新鮮的紫錐花根部，藉此抑制牙痛。將取自紫錐花根

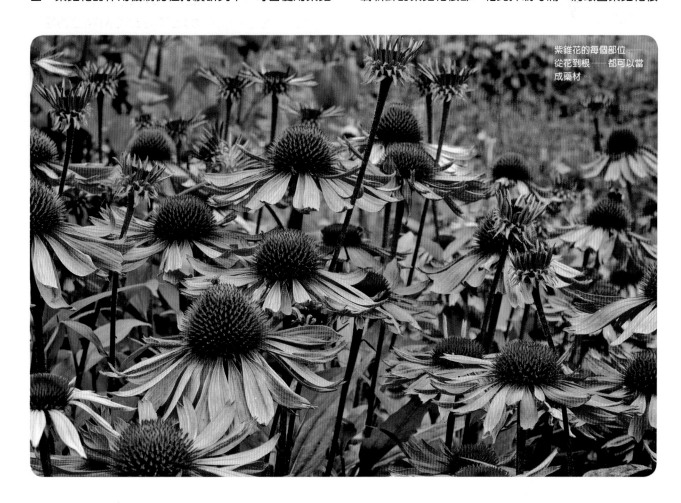

紫錐花的每個部位——從花到根——都可以當成藥材

部的汁液敷在皮膚上，有助於治療燙傷與創傷。夏安族會將紫錐花的根與葉磨粉泡茶，或直接嚼食紫錐花根，治療牙齦、嘴巴與喉嚨的疼痛。其他部族也各有運用方式，利用紫錐花來治療感冒、咳嗽、腹絞痛、甚至蛇咬傷。

▶ 取得與使用

今天為人使用的是紫錐花的根和花兩個部位。全世界的紫錐花（Echinacea purpurea）需求都是由栽植供應。藥局、健康食品店與雜貨店，可以找到多種型式的商品。

茶飲：用一杯沸水沖泡1至2小匙紫錐花的葉／花，或是以1-2杯水將1小匙紫錐花根部熬煮10分鐘。

酊劑：快感冒時可服用紫錐花根部做成的酊劑，或是用新鮮紫錐花的地上部位榨出、並以酒精固定的汁液。每兩小時服用1-2毫升，直接服用或加水稀釋都可以。

膠囊：每種紫錐花產品的劑量各有差異，按使用的種類與植物部位而定。

▶ 注意事項

有自體免疫問題的人，在服用如紫錐花這類能提升免疫系統的藥草時，必須特別注意。紫錐花可能會抑制特定的肝臟酵素，理論上會造成血液中部分藥物含量增加，例如伊曲康唑（用於黴菌感染）、洛伐他汀（可降低膽固醇）與非索非那丁（治療過敏）等，因此同時服用紫錐花與這些藥物，以及包括避孕藥在內的其他藥物時，務必小心。對其他菊科植物過敏的人，或有可能對紫錐花出現罕見的過敏反應。有些人會感到輕微的胃部不適或暈眩，高劑量的紫錐花可能會引起噁心。

採收方式

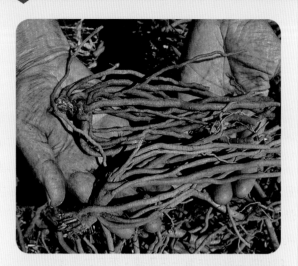

全世界的紫錐花（E. purpurea）都是栽培供應，商業種植區域遍及歐洲與北美洲。供應藥草市場的紫錐花，要在花朵盛放時採收，才能確保主要化學成分含量達到最高。若是要採收紫錐花根部，則通常要等到植物種下後第三年或第四年的秋末。根部要先經過乾燥之後，才能加以處理或萃取根部的活性化合物。

為了維護野外採收種群的健康，必須要小心以手工摘採紫錐花。採收時必須保留一些根莖在地裡，才能確保植物繼續生長。

俗名	學名	使用部位	適應症
紫錐花、紫錐菊	*Echinacea purpurea, E. angustifolia, E. pallida*	全株	感冒與流感、創傷

黃耆

天然的預防針

有些自然療法最好在症狀一出現的時候就馬上使用，但黃耆效果最好的是預防。實驗室研究也支持這種看法：黃耆根部萃取物能改善白血球功能，甚至能提高健康人體的抗體濃度。黃耆也可能會提高干擾素的濃度，干擾素是一種能活化免疫的蛋白質，可對抗病毒感染與腫瘤。這些好處有助於防止上呼吸道感染，對容易感冒與感染流感的人尤其如此。

▶ 取得與使用

市面上販賣的黃耆包括乾燥黃耆根、黃耆根磨粉製成的

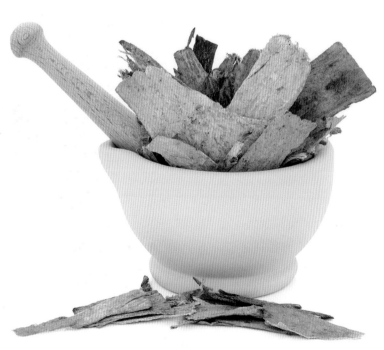

中醫使用乾燥黃耆根已有數百年的歷史。

膠囊與錠劑、液體萃取物，或是作為花草茶的成分。

茶飲：黃耆的每日攝取量差異很大；典型劑量是3-6大匙的乾燥碎黃耆根，加入2-4杯水熬煮10-15分鐘。

膠囊：一般而言，每天服用1-3公克的黃耆根粉末，按製造商的處理方法與要治療的症狀而定。

酊劑：一日3次，每次2-4毫升。

▶ 注意事項

黃耆通常很安全，人體的耐受性也很好。然而，若為急性感染患者就不宜服用，尤其不應大量使用。有自體免疫疾病的患者，在使用能增強免疫力的藥草之前，都應該徵詢醫師的建議。

俗名	學名	使用部位	適應症
黃耆	*Astragalus membranaceus*	根	支持免疫系統、病毒感染、滋補

蜂斗菜

全能抗過敏藥草

蜂斗菜能緩解季節性過敏的症狀，例如眼睛癢、流鼻水、打噴嚏等，而且沒有服用抗組織胺時會出現的嗜睡與其他副作用。蜂斗菜的根部能緩解發炎症狀，似乎能抑制肥胖細胞——這是一種和鼻塞與過敏有關的細胞。從以前到現在，蜂斗菜也用於減輕關節痛，舒緩咳嗽與支氣管炎，並能減緩小腸不適。

▶ 歷史

古希臘人用蜂斗菜治療氣喘。在中古時期的歐洲，蜂斗菜根或葉的浸劑是治療咳嗽、聲音嘶啞、支氣管感染與尿道感染等的藥劑，也有助於排出腸道寄生蟲。要解熱並緩解腸道病症，通常也會服用蜂斗菜。

▶ 取得與使用

蜂斗菜原生北半球，目前全球供應的大部分蜂斗菜，都是採收自東歐野外，並以藥草營養補充品的形式銷售。

萃取物：主要活性成份的含量最好要穩定。找硫蜂斗菜素與異硫蜂斗菜素保證含量至少有7.5毫克的產品。

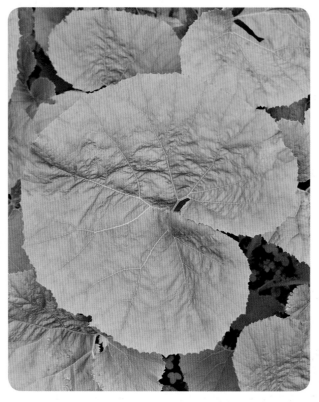

蜂斗菜有巨大的心形葉片。

若要治療季節性過敏，成人劑量一般為50-75毫克萃取物，每日服用2次。研究中針對年齡10-12歲兒童使用的劑量為每次25毫克，每日2次。

> **特別注意**
>
> 蜂斗菜本身含有吡咯咇啶生物鹼（PA），這是一群可能具有肝毒性的化合物。只能使用標示「不含PA」的產品。懷孕與哺乳期間不建議使用。

俗名	學名	使用部位	適應症
蜂斗菜、款冬	*Petasites hybridus*	葉、根狀莖	季節性過敏、偏頭痛

西洋接骨木

漿果滿滿的感冒剋星

研究發現，接骨木漿果糖漿有助縮短感冒與流感症狀持續的時間。接骨木漿果製劑也能減少黏膜腫脹──因此紓解鼻塞──並減少打噴嚏、發癢與其他過敏症狀。

▶ 取得與使用

除了極北地區以外，歐洲大部分地區都有西洋接骨木生長，其生長棲地與北美洲的接骨木類似。接骨木容易栽種，可在苗圃購得。這種植物的花和漿果都可以使用。

接骨木花必須在盛開時採收，只要把花搖進袋子或籃

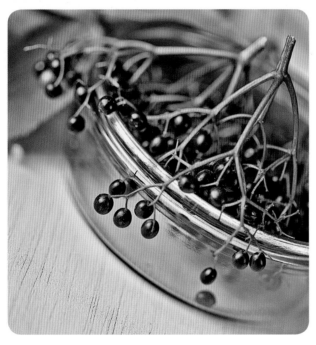

接骨木漿果富含維生素C與抗氧化物。

特別注意

連續幾天服用成熟接骨木漿果與漿果製成產品，藉此緩解感冒與流感症狀，似乎是安全的。不建議使用未成熟的接骨木漿果、或以接骨木其他部位製造的產品。未成熟漿果和其他部位都含有危險的化合物，可能會引起噁心、嘔吐、腹瀉、頭暈或混淆。有自體免疫問題的患者應謹慎使用，就和使用其他可能刺激免疫系統的產品一樣。

子裡即可。接骨木漿果通常在8月或9月初成熟，很容易採收。

糖漿：Sambucol是一種市售接骨木漿果糖漿，已經過幾次研究試驗。這種糖漿含有38%的接骨木漿果萃取物。建議劑量為每次2小匙、一天4次，不過臨床實驗曾以每次達1大匙、每日4次來治療流感。

口含錠：接骨木會和鋅與其他藥草結合，製成口含錠。在感冒症狀剛出現的時候，可以在一天內多次服用這種錠劑。

俗名	學名	使用部位	適應症
西洋接骨木	*Sambucus nigra*	花、果實	感冒、流感

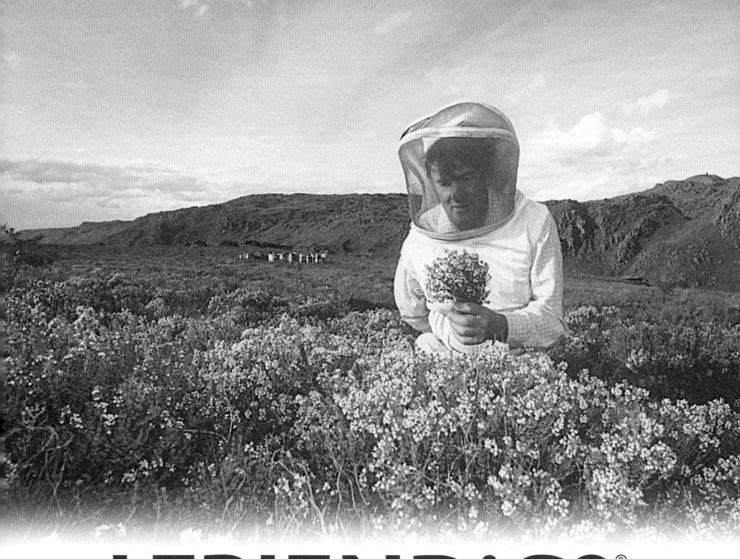
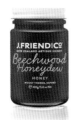 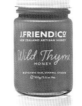 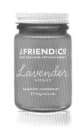 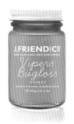 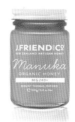 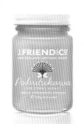 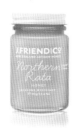 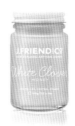
      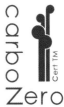

蜂蜜

甜蜜蜜的止咳良方

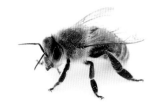

人類早在數千年以前，就開始採收色澤金黃、味道甜美、質地黏稠的蜂蜜。蜂蜜雖因風味甜美而成為受歡迎的食材，但人類也很早就了解到蜂蜜的藥用特性。研究顯示，蜂蜜具有抗菌功效，能有效治療割傷、擦傷與創傷。蜂蜜也用於治療感冒與流感所出現的咳嗽與喉嚨痛症狀。2007年一項研究發現，讓兒童在就寢前服用蜂蜜，鎮咳效果優於許多非處方感冒藥都會使用的鎮咳成份右旋美沙酚（dextromethorphan）。

▶ 取得與使用

蜂蜜在雜貨店、健康食品店與農夫市集都很容易買到。購買後應存放於陰涼處。

止咳：將1大匙蜂蜜混合2大匙新鮮檸檬汁，文火加熱至溫熱，可按需求每小時服用1小匙。

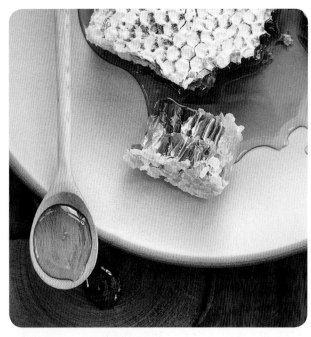

咳嗽時建議服用一匙蜂蜜來緩解症狀。

喉嚨痛：將2小匙蜂蜜與2小匙蘋果醋放入1杯熱水攪拌均勻。頻繁啜飲以緩解喉嚨痛。

▶ 注意事項

蜂蜜對大人很安全，不過千萬不要餵食一歲以下的兒童，以避免嬰兒肉毒桿菌中毒，這是一種食物中毒。

見古識今

- 古埃及人使用的藥物幾乎都含有蜂蜜、葡萄酒和牛奶。
- 古希臘人會飲用「蜜酒」，這是一種用蜂蜜和未發酵的葡萄汁做成的飲料。
- 伊斯蘭先知穆罕默德建議用蜂蜜治療腹瀉。
- 印度的阿育吠陀療法認為蜂蜜能維持牙齒與牙齦健康。

俗名	學名	使用部位	適應症
蜜蜂	*Apis*	從蜂巢採集的蜂蜜	咳嗽、喉嚨痛、喉炎、傷口護理

桉樹

呼吸道舒緩良方

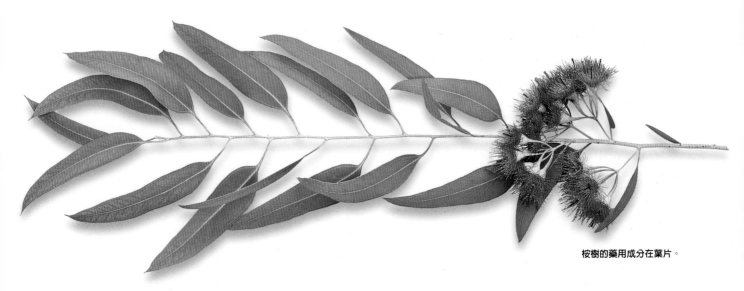

桉樹的藥用成分在葉片。

取自桉樹樹葉與花朵的油脂，有助於舒緩上呼吸道感染、感冒、咳嗽與氣喘。這類芳香油，尤其是桉樹腦，能夠藉由刺激肺部排除黏液、擴張氣道及對抗氣管發炎來減緩咳嗽。桉樹也是許多不須處方的咳嗽與感冒療法的成份，如喉片、按摩紓緩膏與蒸氣浴等。

▶ 取得與使用

就藥物用途而言，桉樹（*Eucalyptus globulus*）會以乾燥葉片、膠囊、茶飲與精油等形式販售。桉樹精油能驅趕蚊蟲，也是讓桉樹葉片有強烈香味的原因。

膠囊：桉樹腦膠囊，每次服用200毫克，每日3次，有助減緩肺氣腫與伴隨氣喘而來的呼吸困難。

茶飲：將大約1/2小匙的乾燥或新鮮桉樹葉放入1-2杯熱水裡浸泡5分鐘。咳嗽時每日服用3次。

▶ 注意事項

誤食桉樹油可能引起噁心、嘔吐、肌肉無力、呼吸困難、心跳加快與低血壓。這些症狀都曾因為吞食極少量桉樹油（不到1小匙）而發生。桉樹也可能導致低血糖，因此糖尿病患者應該小心。桉樹油可能會和數種藥物產生交互作用，服用處方藥物的患者，在開始使用桉樹製品的療法以前，都應該先請教醫師。

俗名	學名	使用部位	適應症
尤加利、桉樹、藍膠尤加利、藍桉	*Eucalyptus globulus*	葉片、油	感冒、咳嗽、氣喘、肺氣腫

藥蜀葵根

多用途藥草

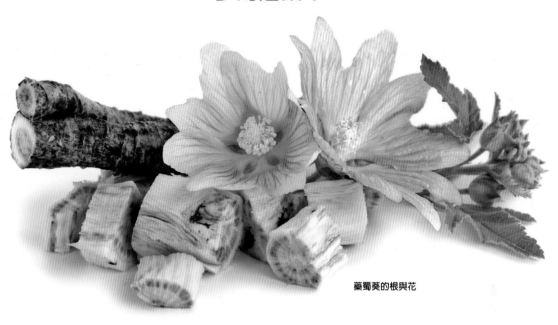

藥蜀葵的根與花

無論是漂浮在熱可可上、還是用營火烤到融化，棉花糖都是非常討喜的甜食。這種甜點源自於一種取自藥蜀葵根部與葉片的自然藥方。藥蜀葵含有一種稱為黏液的膠狀物質，能舒緩受刺激的黏膜，進而緩解喉嚨痛、咳嗽與消化不良。若是局部塗抹，也可滋潤乾燥龜裂的皮膚。

▶ 取得與使用

藥蜀葵的葉與根都有醫療用途。乾燥葉片可以用來製作浸劑、液體萃取物與酊劑。市面上的藥蜀葵根有乾燥、帶皮或去皮等種類。也可以買到萃取物、酊劑、膠囊和軟膏。

茶飲：將1小匙切碎的乾燥藥蜀葵根放入1杯室溫清水中浸泡2-3小時。過濾後，每日服用2-3次，每次1/2杯。

浸液：飲用1-2小匙以舒緩喉嚨發炎或減緩咳嗽症狀。

▶ 注意事項

蜀葵一般來說很安全。有一項研究顯示，藥蜀葵可能會降低血糖濃度；因此，糖尿病患者在服用藥蜀葵之前應先請教醫師。

俗名	學名	使用部位	適應症
藥蜀葵、歐洲蜀葵	*Althaea officinalis*	葉、根	喉嚨痛、胃部不適

毛蕊花

喉嚨痛緩解劑

毛蕊花灰綠色的葉片和莖被用於緩解支氣管炎的症狀、咳嗽與其他喉嚨病症，能夠祛痰，也能包覆受刺激的呼吸道組織，以舒緩不適。飲用毛蕊花葉片或花朵泡的茶，能讓喉嚨比較舒服，也是治療呼吸道問題的古老療法。一般認為，服用毛蕊花葉片或花朵製成的浸劑，對呼吸道有益。毛蕊花的不同部位都可入藥，包括葉片、花與根。這種植物自古以來就被當成藥草運用，但是相關研究並不多，儘管如此，在現今的藥草醫學中，毛蕊花仍是受到重視的藥物。

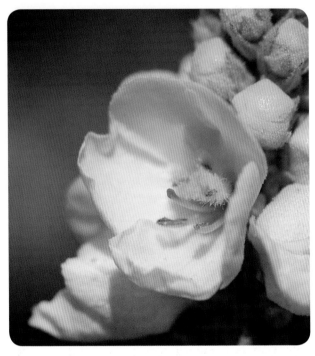

嬌弱的毛蕊花花朵必須手工採摘。

▶ 取得與使用

毛蕊花並不是常見的花園植物。市面上銷售的通常是乾燥的毛蕊花，也有膠囊與酊劑。

茶飲：將2杯沸水倒在1大匙乾燥的毛蕊花葉片與花朵上。泡好後過濾。每次喝1杯，每日2-4次。

酊劑：每次服用1-4毫升，每日3次，或是按製造商指示使用。

食在健康

毛蕊花止咳茶

將3大匙茴香籽、2大匙乾燥毛蕊花花朵與2大匙乾燥薄荷葉一起放入密封容器。杯中加入1大匙混合藥草，以沸水浸泡10分鐘。加入蜂蜜以強化祛痰功效，慢慢啜飲。

▶ 注意事項

毛蕊花種子有毒，不應用於製造毛蕊花萃取物、膠囊或茶。除了種子以外，毛蕊花其餘部分都被認為很安全，一般而言，人體對毛蕊花也有相當程度的耐受性。

俗名	學名	使用部位	適應症
毛蕊花	*Verbascum thapsus*	葉、花	耳朵感染、感冒、支氣管炎

天竺葵

對抗慢性咳嗽問題

天竺葵在非洲有很長的藥用傳統。數世紀以來，狹花天竺葵（*Pelargonium sidoides*，現代藥草學直接稱之為天竺葵）一直都是祖魯、科薩、巴祖多、姆豐古等部族的傳統療法。藥草師會建議以根部來減緩呼吸道感染症狀，像是咳嗽、感冒、喉嚨痛、肺炎、扁桃腺炎與急性鼻竇炎等，也可防止如慢性支氣管炎之類的續發性感染。在出現以上症狀的時候，天竺葵經常是抗生素以外的選擇。

見古識今

●	1920年	成功以史蒂文斯結核病療法（一種含有天竺葵根成分的藥方）治癒瑞士的結核病患者。
●	1983年	德國藥廠以Umckaloabo之名行銷狹花天竺葵根。
●	2002年	Umckaloabo的年銷售額超過5500萬美元。
●	2008年	以天竺葵為主要成份的感冒藥Zucol在美國上市。

▶ 取得與使用

市面上的狹花天竺葵有萃取物、口含錠與酊劑等形式。

萃取物：Umckaloabo是經過臨床試驗的天竺葵產品，在臨床試驗中已證明能有效治療支氣管炎與一般感冒。這種萃取物有以酒精為基底的產品，也有無酒精產品。服用時應參考包裝上的劑量說明。

口含錠：Zucol口含錠包含天竺葵成分，建議用於治療感冒病毒。

酊劑：以酒精為基底的天竺葵酊劑在市面上越來越常見；劑量通常是每次1小匙（5毫升），每日3-4次。

天竺葵的紫色花朵與塊根。

▶ 注意事項

人體對天竺葵根萃取物的耐受性相當高，不過有些使用者會發生輕微的胃部不適、起疹子與神經系統失調的問題。懷孕與哺乳期間的使用安全性不明。

俗名	學名	使用部位	適應症
天竺葵、狹花天竺葵	*Pelargonium sidoides*	根	支氣管炎、感冒、流感、鼻竇炎

鼠尾草

美味又舒緩

除了是禽肉與許多可口菜餚的傳統調味料以外，鼠尾草也能有效治療喉嚨痛、咳嗽與感冒。鼠尾草茶長久以來一直被當成藥方，通常是當做漱口藥水使用，而科學研究也證實，這種香草能夠有效舒緩喉嚨痛。鼠尾草具有抗菌活性，這可能是它被用來治療腸胃炎或其他輕微腸胃道感染的原因。

▶ 取得與使用

鼠尾草可以在家以種子或扦插方式種植。鼠尾草喜歡疏鬆且排水良好的土壤，溼度不要太高。世界各地銷售的鼠尾草大多是野外採收，來自克羅埃西亞、蒙特內哥羅與阿爾巴尼亞沿海山區。在大部分生鮮超市都可以買到新鮮和乾燥的鼠尾草；營養補充品與酊劑可在健康食品店找到。

茶飲：將1小匙切碎的鼠尾草用1杯水浸泡10分鐘。過濾後飲用或當成漱口水，可治療喉嚨痛。

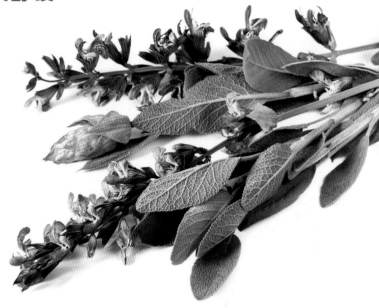

鼠尾草葉片既可入菜，也可入藥。

膠囊：每日服用2次劑量500毫克的鼠尾草葉膠囊。

酊劑：每日飲用2次、每次2毫升，或按照製造商建議。5毫升酊劑加1杯水可調成漱口劑，每日使用3次。

▶ 注意事項

烹飪時的鼠尾草用量一般都是安全的，不過還是不要超過建議劑量。若是服用鼠尾草酒精萃取物，為期不應超過1-2週；酊劑用清水稀釋以後，當成沖洗或漱口劑使用是安全的。

食在健康

鼠尾草漱口劑

將28公克乾燥鼠尾草葉與28公克乾燥百里香葉以咖啡研磨機打碎。放入容量約一公升的玻璃罐裡，加入約半公升的蘋果醋，攪拌後蓋上蓋子旋緊。靜置14天，期間定時搖一搖玻璃瓶。將過濾後的液體放入深色容器裡。這種漱口劑可以安全用於治療喉嚨痛，也能讓口氣更清新。

俗名	學名	使用部位	適應症
鼠尾草、藥用鼠尾草	*Salvia officinalis*	葉、花	喉嚨痛、咳嗽、感冒、幫助記憶

百里香

能用於烹飪又具療效的香草

百里香就像鼠尾草一樣，是兼具調味與藥用功能的香草。百里香的芳香化合物又叫精油或揮發油，可能是以兩種不同的方式來舒緩咳嗽。百里香既是鎮痙劑也是祛痰劑，也就是說，這種香草不但能緩和咳嗽，也能幫助清除支氣管黏液，同時還具有抗菌與抗病毒的特性。

百里香的香味、祛痰效果與抑制細菌、病毒和黴菌生長的特性，來自好幾種揮發油，包括百里酚與香旱芹酚。如今，藥草師會建議用百里香治療咳嗽、感冒、流感、支氣管炎與氣喘。遇上消化問題的時候，也會建議使用百里香，因為百里香能夠讓胃部與腸道的平滑肌放鬆。

▶ 取得與使用

數世紀以來，百里香一直都是重要的庭園「盆栽香草」或「甜味香草」。商業市場上大部分的百里香都是來自東歐與西歐地區的栽培作物。百里香

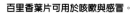

百里香葉片可用於咳嗽與感冒。

食在健康

茶香百里

將1小匙乾燥百里香葉放入一杯熱水中浸泡。杯口以小碟子蓋好，這樣重要的揮發油才不會蒸發掉。過濾茶湯，按個人喜好加入蜂蜜。蜂蜜能將咽喉後方包覆起來，補強百里香的祛痰作用。咳嗽時，每日服用數次，每次1杯。

萃取物一般以膠囊和糖漿形式出售，劑量與強度各異。這些產品通常會將百里香和其他被認定有益呼吸道疾病的藥草結合在一起，具體使用方法也按個別產品而定。

▶ 注意事項

百里香很安全，尤其是做成浸劑使用的時候。百里香精油的使用就和其他精油的使用方式一樣，應避免高劑量或長時間的使用。

俗名	學名	使用部位	適應症
百里香	*Thymus vulgaris*	葉、花、油	咳嗽、感冒、流感

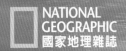

NATIONAL GEOGRAPHIC
國家地理雜誌

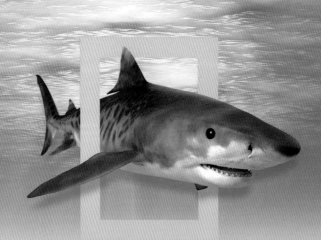

2016國家地理
世界海洋日路跑
SHARK RUN 愛鯊行動

守護海洋生態，拒吃魚翅

2016 年 6 月 12 日 @台北市 大佳河濱公園

《國家地理》雜誌品牌獨家授權好禮：

賽事贈禮以實品為主，主辦單位保留內容更替之權利。

潛進組 10 km

- ★ 《國家地理》雜誌環保活動紀念衫（市價 1,280 元）
- ★ 《國家地理》雜誌紙本期刊（隨機贈送，市價 230 元）
- ★ 《國家地理》雜誌數位版（隨機贈送，市價 180 元）
- ★ 《國家地理》雜誌運動毛巾（價值 390 元）
- ★ CARMEX 小蜜媞護唇膏 10g（三款隨機贈送，市價 109 元）
- ★ 國立海洋科技博物館—主題館兌換券（價值 200 元）
- ★ 參賽號碼布
- ★ 完賽獎牌

漫遊組 4 km

- ★ 《國家地理》雜誌環保活動紀念衫（市價 1,280 元）
- ★ 《國家地理》雜誌紙本期刊（隨機贈送，市價 230 元）
- ★ 《國家地理》雜誌數位版（隨機贈送，市價 180 元）
- ★ CARMEX 小蜜媞護唇膏 10g（三款隨機贈送，市價 109 元）
- ★ 國立海洋科技博物館—主題館兌換券（價值 200 元）
- ★ 參賽號碼布
- ★ 完賽獎牌

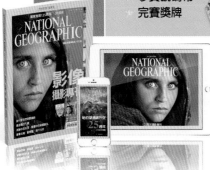

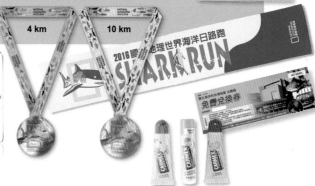

甘草

天然止咳劑

甘草的根具有包覆組織的緩和效果，能夠緩解喉嚨痛，紓緩咳嗽、胃灼熱與胃炎。草藥師會用甘草根來治療口腔潰瘍、喉嚨痛、喉炎、咳嗽與支氣管感染。

▶ 取得與使用

甘草產品通常以乾燥的甘草根部製成，磨成粉後，可做成茶飲、錠劑與膠囊，也有液體萃取物。

口含錠：要治療喉嚨痛，可連續幾天、每隔數小時服用甘草口含錠，利用甘草的包覆特質來舒緩發炎區域。

茶飲：將1-2小匙切碎的甘草加入2杯沸水中，沸騰10分鐘以後過濾放涼，一天內分成3-4次服用，每次半杯，至多服用一週。

錠劑：治療一週以上的胃灼熱、胃炎或相關症狀，使用去甘草次酸甘草（DGL）錠劑的效果較好（一般劑量為380毫克的錠劑1-2錠），於餐前和睡前服用。

▶ 注意事項

一般而言，若按照上述劑量、且服用時間不超過一週，甘草是很安全的。有胃炎或胃灼熱問題者應服用去甘草次酸甘草產品，有高血壓、腎臟病、心臟問題或服用抗凝血劑或血壓藥的患者，不管使用多少劑量的甘草都應該小心。懷孕與哺乳期間不建議使用。

食在健康

甘草萬靈丹

以1杯沸水浸泡1小匙甘草根，過濾並保留浸泡液。用2大匙甘草浸液溼潤2大匙乾燥牛膝草。將一杯蜂蜜、1/4杯甘草浸液與溼潤的牛膝草放入鍋中攪拌。加熱至沸騰，然後調降爐火，蓋上鍋蓋小火熬煮30分鐘。過濾後放入冰箱冷藏。每日服用數次、每次1小匙，可舒緩喉嚨痛或咳嗽。

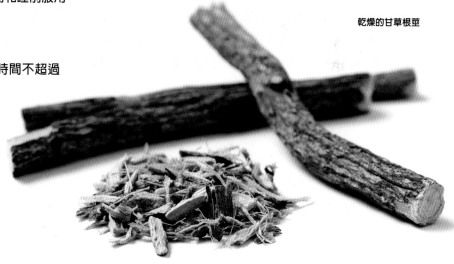

乾燥的甘草根莖

俗名	學名	使用部位	適應症
甘草、洋甘草、光果甘草	*Glycyrrhiza glabra*	根莖	喉嚨痛、咳嗽、胃灼熱、胃炎

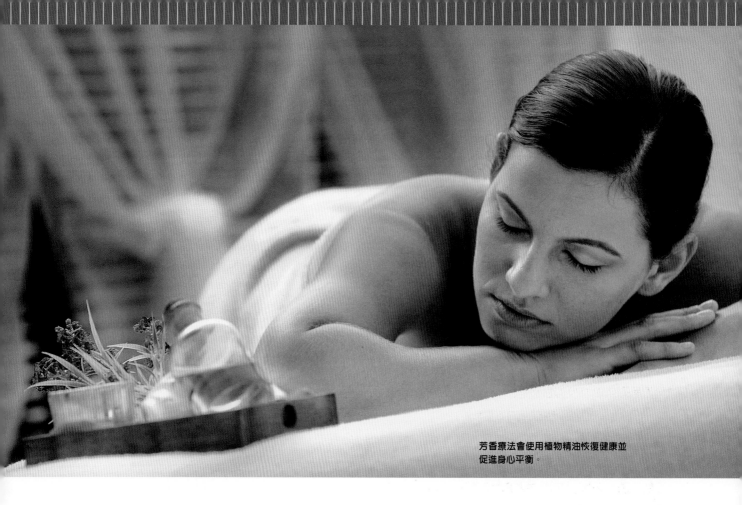

芳香療法會使用植物精油恢復健康並促進身心平衡。

DIY
芳香療法

利用芳香精油來治療，一般就稱為芳香療法。芳香療法的歷史悠久，可回溯到古埃及與波斯時代。芳香療法的基本概念，是讓人吸入植物精油，或讓植物精油在與基底結合後透過皮膚吸收，對健康有益。你可在家自行運用下面這些簡單的芳香療法技巧：

放鬆空間：取一只噴霧瓶，放入10滴薰衣草精油、1/2杯清水與1大匙伏特加。混合均勻，在室內噴灑少許。

舒緩浴：在澡盆裡放熱水時，加入5-10滴天竺葵精油。把浴室門關上以留住香氣，浸泡約15分鐘。

檸檬清爽身體油：自己動手製作提振精神的身體護理油，將10-12滴檸檬精油加入2大匙甜杏仁油，放入密封玻璃瓶中保存。沐浴後塗抹在溼潤的皮膚上。

精油鼻腔蒸氣浴

將3滴迷迭香精油、1滴薄荷精油與1滴桉樹精油放在耐熱的大碗裡。加入4杯剛煮沸的清水。在椅子上坐好，用一條毛巾蓋住頭部與肩膀，將頭俯在大碗上方，吸入芳香的蒸氣。繼續在大碗上方吸入蒸氣，頭部與水面距離至少維持30公分。

注意事項：有氣喘或反應性呼吸道疾病、或對此處所列精油過敏者，都不應進行這項活動。這種療法也不適合三歲以下幼童。

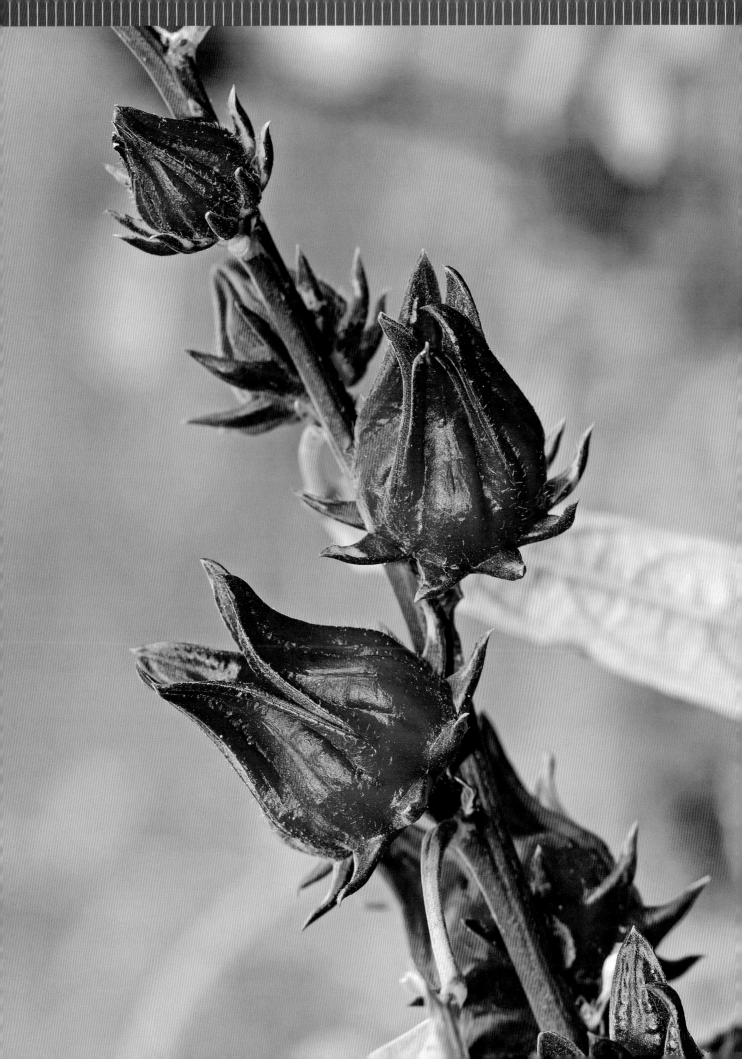

第三章

健康的節奏

循環系統

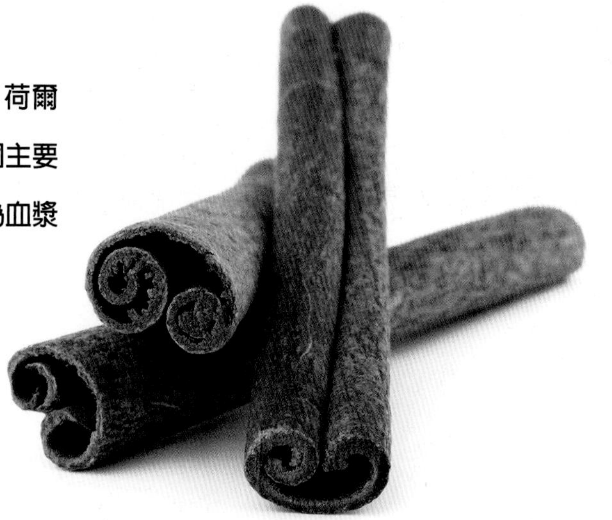

心血管系統是身體的運輸系統，負責運送氣體、荷爾蒙、養分與抵抗疾病的細胞。心血管系統有三個主要部分：心臟、血管以及血液，而血液又是由名為血漿的液體、紅白血球與血小板所構成。

心血管系統的健康至關重要。飲食習慣不良、缺乏運動、壓力過大、還有特定的生活習慣，都和許多常見的心血管疾病有關——包括高血壓、膽固醇過高（高血脂症或高膽固醇血症）、糖尿病與心臟疾病等。據估計，有8000萬美國成人（也就是差不多每三人中就有一人）患有一種或一種以上的心血管疾病。古時的醫師嘗試以藥草治療並預防這些病症。現代藥草師的治病錦囊中除了這些歷史非常悠久的藥草以外，也網羅了一些新成員。

焦點療方：茶
歐洲越橘
可可
肉桂
大蒜
銀杏
葡萄和葡萄籽
山楂
洛神葵
七葉樹
DIY：盆栽花園

左頁：洛神花的深紅色「果實」其實是花萼。
上圖：肉桂棒（錫蘭肉桂 *Cinnamomum verum*）。

茶

文明療方

茶是全世界最受歡迎的飲料，受歡迎程度僅次於水。茶的三個主要種類——綠茶、烏龍茶與紅茶——其實都是取自同一種植物，也就是茶樹（*Camellia sinensis*），差別就在於以何種方式處理摘下的葉片。

綠茶主要用於傳統中醫和印度藥草醫學中。綠茶長久以來一直被視為興奮劑、利尿劑，是能夠控制流血並幫助傷口癒合的收斂劑，也是改善心血管狀況的滋補良方。傳統上認為綠茶能促進消化系統的健康，還有助於調節血糖。

無論是對人、對動物、還是實驗室內進行的研究，都顯示綠茶有助於預防冠狀動脈心臟疾病；也有研究指出，每天喝五杯以上綠茶的人，中風或心臟病發作的風險也會降低。綠茶有助降低膽固醇，也可能藉由調節血糖來抑制糖尿病。綠茶還可能降低和發炎性腸道疾病相關的發炎反應、幫助減重，並抑制、甚至可預防多種癌症的生成。

▶ 歷史

中國種植茶樹已有將近5000年的歷史。傳說神農氏在

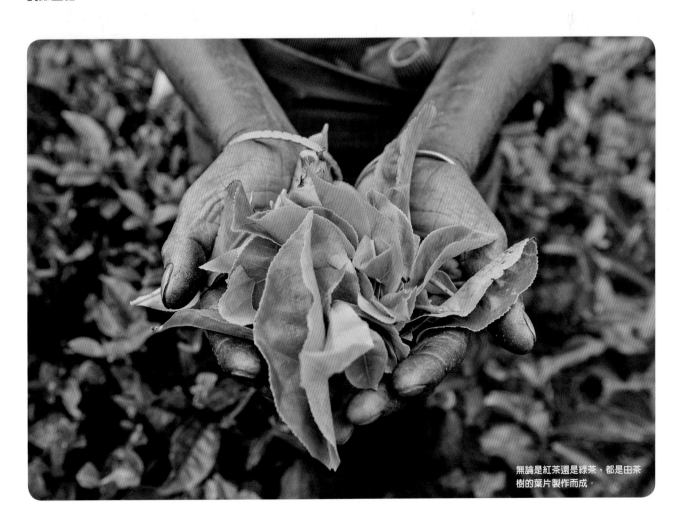

無論是紅茶還是綠茶，都是由茶樹的葉片製作而成。

公元前2737年偶然地喝到了第一口茶。飲茶的習慣在12世紀時從中國傳入日本。荷蘭東印度公司則是在17世紀初首度將茶葉引入歐洲。飲茶的習慣很快就在英格蘭與其北美洲殖民地扎根，而茶葉稅和茶葉貿易控制權的鬥爭，更加速了美國革命的發生。

▶ 取得與使用

東亞地區的副熱帶與熱帶山區，都有茶樹的商業化栽植。茶是全世界運用最廣泛的飲料植物。茶葉是用茶樹的嫩葉與嫩芽製成。新鮮採下的茶樹葉片先經過萎凋程序、再進行發酵，最後才加以乾燥，這樣製作出來的就是紅茶。綠茶的茶葉則是簡單進行萎凋後就直接乾燥。不同的加工方法可以作出化學成分不同的茶葉，也會產生不同的風味與藥性。

浸劑：將1小匙茶葉放入1杯熱水浸泡（時間長短也可依喜歡的濃度決定）。若要減輕體重、維持減重成果、預防癌症與心臟病發作，每天可能得喝下4-6杯的茶。

低咖啡因產品也是一種選擇，也具備大部分的療效；然而，咖啡因與茶鹼是茶有助於減重的部分原因。在茶裡加牛奶，可能會降低人體對多酚類的吸收效果；藥效最好的茶是單純用清水泡的，但可按個人喜好加入一些甜味劑。

膠囊：市面上可買到多酚類物質含量標準化的乾燥茶葉膠囊；一般劑量為每日服用500毫克的膠囊1-2次。

▶ 注意事項

茶通常沒有什麼大問題，不過有些人會因為咖啡因的關係而覺得靜不下來或感到焦慮。少數研究報告曾提到綠茶萃取物與肝毒性有關。

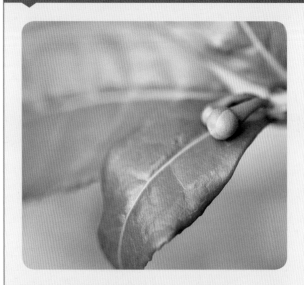
俗名	學名	使用部位	適應症
茶	*Camellia sinensis*	葉片、嫩芽	心臟健康、膽固醇、抗發炎

歐洲越橘

增進心血管健康的藍色莓果

歐洲越橘是藍莓的表親，這種甜美的深紫色果實深受人類與鳥兒喜愛。歐洲越橘被當成食物和藥劑的歷史非常悠久。除了享受這種果實的酸甜滋味以外，也是因為可以治療消化道問題。這種功效可能是因為歐洲越橘含有具收斂與抗發炎活性的單寧酸。

歐洲越橘富含花青素，這是一種植物色素，在人體內也是強力的抗氧化劑。研究人員發現，這些化合物有助於預防心臟疾病、氧化壓力與發炎。歐洲越橘沒有已知的不良影響，但不應用來取代適當的醫療照顧。

▶ 取得與使用

新鮮歐洲越橘的產季每年只有兩週，因此對商業化生產來說，小心計算採收時間是很重要的。市面上也買得到歐洲越橘茶和萃取物。

新鮮莓果：每天食用1杯新鮮莓果（如果找不到歐洲越橘，可以用美洲藍莓代替）。

茶飲：將1大匙乾燥莓果放入2杯熱水浸泡20分鐘。過濾後，每3-4小時服用半杯，可治療腹瀉。

萃取物：攝取劑量範圍，通常是每日攝取360-600毫克含25%花青素的標準萃取物。

食在健康

歐洲越橘糖漿

將1又1/2杯新鮮或冷凍歐洲越橘（可用藍莓代替）、1大匙檸檬汁、2大匙深色蜂蜜與一撮丁香粉放入有深度的鍋內（若使用新鮮莓果，可加入2大匙清水）。以中火加熱至沸騰，然後將爐火調成小火，熬煮5-10分鐘，直到湯汁稍微變濃稠。放冰箱冷藏最多可保存10天，糖漿可淋在煎餅或鬆餅上享用。

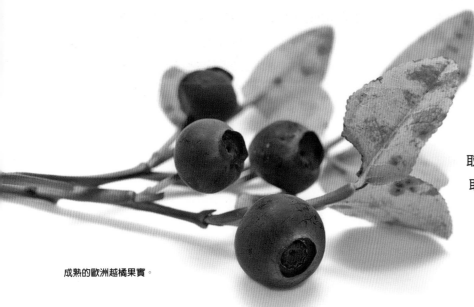

成熟的歐洲越橘果實。

俗名	學名	使用部位	適應症
歐洲越橘，山桑子	*Vaccinium myrtillus*	果實、葉片	抗氧化劑、抗發炎、消化不良

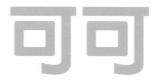

可可

促進心臟健康的甜美滋味

可可是原生於中美與南美洲森林的小型樹木，會結出長滿深棕色種子的大型果莢，種子可製作可可粉、巧克力與可可脂。

根據研究，食用巧克力能改善心血管健康。巧克力的主要藥效來自一群名為多酚的抗氧化與抗發炎化合物。類似的化合物在綠茶、紅酒與許多蔬菜水果中也有。

經證實，適度食用純黑巧克力可降血壓、有助減少血液中的低密度脂蛋白（「壞」膽固醇）。巧克力或許可減緩血管中的血液凝結，藉此降低心臟病發作的風險。近期研究也顯示，食用巧克力可以增加心臟病發作時的存活率。

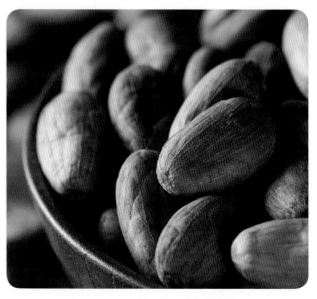

可可種子，也就是可可豆，必須經乾燥並烘焙過後才會磨成粉。

▶ 取得與使用

全球許多熱帶地區都有生產可可，再外銷去製造巧克力。主要產區包括西非、馬來西亞與巴西，另外像是墨西哥、中美洲與加勒比海許多島嶼也都有少量生產。

若是為了健康目的，應選擇至少有70%可可成分的黑巧克力，才能獲取最高的多酚含量與藥用價值。

適量食用：巧克力的脂肪含量高、熱量也高，如果吃太多巧克力，加總起來可能會抵消原本的健康效益。

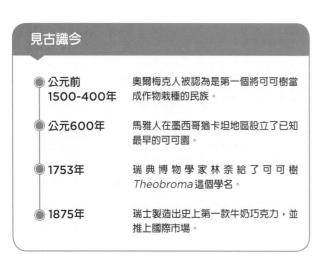

見古識今

● 公元前 1500-400年	奧爾梅克人被認為是第一個將可可樹當成作物栽種的民族。
● 公元600年	馬雅人在墨西哥猶卡坦地區設立了已知最早的可可園。
● 1753年	瑞典博物學家林奈給了可可樹 *Theobroma* 這個學名。
● 1875年	瑞士製造出史上第一款牛奶巧克力，並推上國際市場。

俗名	學名	使用部位	適應症
可可樹	*Theobroma cacao*	種子	心臟健康、抗氧化劑

肉桂

具有穩定作用的香料

幾乎所有廚房都找得到的肉桂，或許也應該在藥櫃裡占有一席之地。一般建議以肉桂來改善末梢循環，藉此增加手與腳的血流量。更晚近的研究顯示，肉桂在血液中具有類似胰島素的作用，或許能幫助第二型糖尿病（成人發病型）患者維持血糖濃度穩定。同時，肉桂或許也可以降低血液中的膽固醇含量，不過這些效果目前都需要更進一步的研究。

▶ 取得與使用

在藥草醫學中最常使用的是錫蘭肉桂（*Cinnamomum*

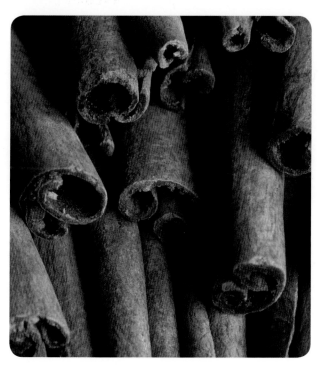

從肉桂樹上切下的一條條樹皮會捲起來乾燥，做成肉桂棒。

verum）與親緣關係很近的肉桂（*C. cassia*）。整塊的肉桂與錫蘭肉桂的樹皮、這兩者磨成的粉，都被視為不同的商品，不過到了消費者手中的肉桂，可能已是不同品種與等級的混合品。

粉末： 糖尿病患可選擇服用粉狀的肉桂香料──不過若希望對血糖濃度產生積極影響，必須每天服用約1小匙。一般在雜貨店裡買到的香料不一定會是純的肉桂。

膠囊： 肉桂膠囊的劑量與建議用法各有不同；在以第一型和第二型糖尿病患者為對象的研究中，會讓患者每天吃1-6公克的肉桂，分成多次服用。

俗名	學名	使用部位	適應症
肉桂、錫蘭肉桂	*Cinnamomum verum*	樹皮	糖尿病、抗氧化劑

大蒜

療癒小鱗莖

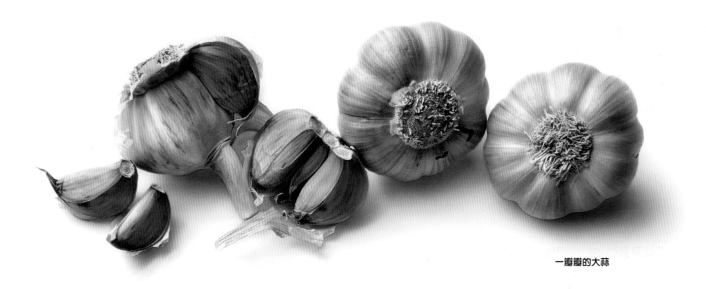

一瓣瓣的大蒜

大蒜入藥與入菜的歷史都很悠久,可用來預防和治療心臟疾病,調節膽固醇含量、降低高血壓,並強化免疫系統。也有人建議用大蒜治療消化道問題,因為大蒜或許能抑制腸道細菌,包括與潰瘍和胃癌有關的幽門螺旋桿菌,以及多種會造成腹瀉的微生物。新鮮大蒜也能抑制多種會造成感冒的微生物。事實上,有項初步研究發現,服用大蒜營養補充品有助於預防一般感冒。

▶ 取得與使用

新鮮大蒜與乾燥大蒜都非常容易取得,大蒜營養補充品也是。

食用:服用大蒜最簡單的方法,就是直接吃!將幾瓣大蒜拍碎、放入橄欖油裡,加入少許檸檬汁之後,灑在沙拉上食用。

膠囊:如果購買大蒜膠囊,應尋找具有關鍵成分「大蒜素」的產品。研究顯示,每日可提供4-8毫克大蒜素的產品效果最佳。

▶ 注意事項

大量食用生大蒜(每日多於4瓣)是有一點點風險的,可能會影響血小板凝結的能力,因此在手術前10天應該要減少食用量,如果服用抗凝血藥物,就不要吃超過這個量的大蒜。大蒜也可能會干擾治療愛滋病感染的藥物。

俗名	學名	使用部位	適應症
大蒜、蒜頭	*Allium sativum*	鱗莖	心臟健康、消化問題

銀杏

史前植物好藥方

銀杏這種植物已經存在超過2億年，銀杏葉在好幾世紀以來一直被當成藥草使用。

銀杏含有一種能保護神經細胞的強力抗氧化劑，名為醣苷，還有能夠緩解發炎的萜內酯。銀杏可用於改善循環、減輕末梢血管疾病造成的疼痛。研究顯示，銀杏能改善動脈功能。

銀杏葉呈獨特的扇形。

▶ 取得與使用

銀杏葉呈扇形並且成二分裂，有明顯的分岔葉脈。全球市場大部分的銀杏葉都來自美國南卡羅萊納州、法國波爾多地區與中國的專業種植場。

茶飲：將1小匙銀杏葉放入1杯水中浸泡5-7分鐘，然後過濾茶湯。每日服用1-2杯。

酊劑：一般而言，每次服用3-5毫升、每日飲用2次，或按照製造商說明使用。

萃取物：大多數研究所根據的劑量，都是每日服用含24-27%黃酮醣苷（亦名酚酮配糖體）和6-7%三萜類化合物的銀杏萃取物產品2次，每次劑量120毫克。

▶ 注意事項

大型臨床測試與廣泛使用顯示，銀杏葉是安全的。然而，銀杏葉可能對凝血功能造成影響。服用預防血栓藥物的患者，在使用銀杏之前應尋求專業健康諮詢。手術前至少三天就要停止服用銀杏。由於銀杏會增加流血的風險，因此懷孕期間也不建議使用。

食在健康

銀杏綠茶

混合28公克銀杏葉和28公克綠茶茶葉，放入玻璃罐內保存。製作銀杏綠茶：將1杯沸水倒在1小匙混合茶葉上，浸泡5-7分鐘後過濾茶湯。加入少量蜂蜜與／或檸檬汁，當成美好的下午茶享用。

俗名	學名	使用部位	適應症
銀杏、公孫樹	*Ginko biloba*	葉、種子	循環、精神健康、抗氧化劑

葡萄與葡萄籽

為心臟健康乾杯！

保健專家建議使用標準葡萄籽萃取物來降低膽固醇與高血壓，並用以治療諸多循環系統疾病，包括冠狀動脈心臟病、慢性靜脈功能不全與靜脈曲張等。紅酒裡面的化合物或許也可以減少心臟疾病發生的風險。

越來越多研究顯示，葡萄籽萃取物對人體健康有益。葡萄籽含有一種叫作原花青素的強力抗氧化物，科學研究顯示，原花青素可能有助於防止心臟疾病、糖尿病與白內障。人體實驗發現，葡萄籽萃取物可降低血壓與膽固醇，並減少發炎。

見古識今

公元前6000年	以葡萄製酒的歷史至少可追溯到這個時期。
公元前兩世紀	葡萄藤被引進中國，中國首度釀出葡萄酒。
公元500年	羅馬隕落以後，教會因為栽種葡萄與釀葡萄酒而得以保存。
公元1869年	托馬斯B.韋爾奇推出未發酵的葡萄汁，作為飲料。

▶ 取得與使用

歐洲葡萄是葡萄汁、葡萄乾、葡萄酒與草藥製劑所使用的副產品——葡萄籽的來源。

葡萄酒：女性每天可以喝1份葡萄酒，男性則是1-2份。懷孕期間不建議飲酒。

葡萄汁：每天飲用120-170毫升的深紫色葡萄汁。

葡萄籽萃取物：每日攝取300-600毫克。

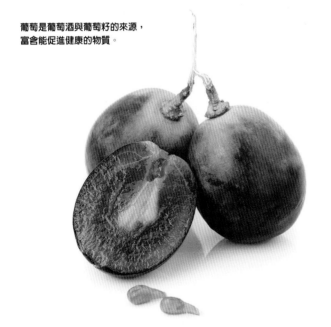

葡萄是葡萄酒與葡萄籽的來源，
富含能促進健康的物質。

俗名	學名	使用部位	適應症
歐洲葡萄	*Vitis vinifera*	種子	心臟健康、抗氧化劑

山楂

心臟好朋友

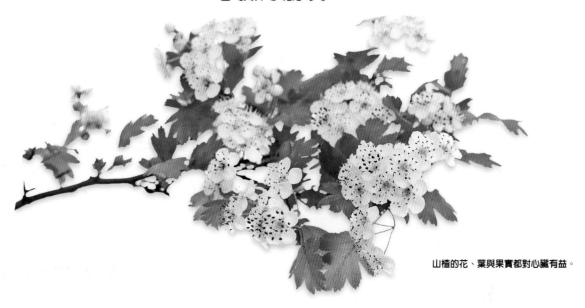

山楂的花、葉與果實都對心臟有益。

長久以來被當成觀賞灌木栽植的山楂，如今是用於治療多種心臟相關症狀的藥草。山楂能改善心臟功能、舒緩鬱血性心臟衰竭患者呼吸急促與疲乏的症狀，可能亦有助於舒緩心臟血流不足造成的胸痛（心絞痛）。研究顯示，山楂能改善血液在心臟內的流動，確保肌肉組織獲得充分的氧氣。藥草師也建議用山楂來降低血壓、高膽固醇以及血管內脂肪斑塊的堆積，脂肪斑塊可能會導致動脈粥狀硬化。

▶ 取得與使用

市面上的山楂產品包括膠囊、酊劑、標準萃取物與乾燥的葉片、花與莓果。

茶飲：將2小匙山楂葉與花放入350毫升清水中浸泡10分鐘。過濾後，每日飲用1-2杯。

酊劑：一般而言，每次服用5毫升，一日2次。

標準萃取物：HeartCare是一種與大型臨床試驗所使用的專利山楂萃取物規格相同的產品。

▶ 注意事項

山楂一般而言非常安全，人體的耐受性也很好。但鬱血性心臟衰竭患者或正在接受心臟疾病治療的患者，最好在醫師監督下使用山楂產品。

俗名	學名	使用部位	適應症
山楂、西洋山楂	*Crataegus laevigata*	葉、花與果實	心臟健康

洛神葵

來自熱帶的療法

洛神葵有許多不同的名字，包括洛神花、玫瑰茄、洛濟葵、紅角葵、牙買加酸模、佛羅里達蔓越莓等。不論叫什麼名字，這種植物對人體健康都大有助益。

洛神葵廣泛栽種於熱帶地區，不過我們並不確定洛神葵真正的原生地在哪裡。非洲奴隸將洛神葵帶到了美洲，洛神葵便就此在新世界落地生根。

洛神葵對心血管健康的影響，在目前是非常讓人興奮的研究領域。科學家已經證實，洛神葵的組成成分展現出有效的抗氧化活性，對血壓和膽固醇也有助益。洛神葵能降低血壓的部分原因似乎是它有利尿效果，也能抑

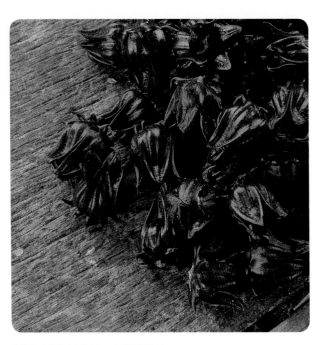

洛神葵的花萼有種澀味，味道類似酸模。

制血管張力素轉化酶這種會讓血壓上升的化合物。

▶ 取得與使用

市面上的洛神葵有乾燥品、酊劑與膠囊等形式。

茶飲：將1杯沸水倒在2小匙切碎的洛神花上，浸泡15分鐘。過濾後加糖或蜂蜜調味，冷熱飲皆宜。

酊劑：每次1小匙，每日2次。

膠囊：含量為1000毫克的乾燥洛神花膠囊，每日服用2-3次。

▶ 注意事項

目前並無已知的不良影響，不過服用處方利尿劑者應謹慎使用。高血壓或心臟病患者在採用自然療法治療之前，應先尋求醫師建議。

俗名	學名	使用部位	適應症
洛神花、洛神葵	*Hibiscus sabdariffa*	「果實」 （肉質的花萼）	心臟健康、利尿劑

歐洲七葉樹

循環系統的健康種子

在民俗傳統中，會用七葉樹樹皮和果實製作外用軟膏，緩解痔瘡以及扭傷和拉傷造成的腫脹。在今天的歐洲，七葉樹種子萃取物廣泛用於治療多種血管疾病與運動傷害。在美國，七葉樹萃取物的醫療應用也越來越受到關注。藥草師和醫師最常建議用七葉樹種子萃取物治療慢性靜脈功能不全，這種毛病的典型症狀為腿部腫脹、靜脈曲張、下肢疼痛和皮膚潰瘍等。

▶ 取得與使用

波蘭與東歐其他地區都有商業化栽植的七葉樹。標準萃取物和外用藥物都可以在商店購得。

標準萃取物：未處理的七葉樹種子有毒，只有經過適當製備的種子萃取物才能使用。大部分研究中所使用的劑量，是每日攝取內含七葉素100-150毫克的七葉樹種子萃取物600毫克。

外用藥物：市面上可以買到七葉素含量為2%的七葉樹凝膠製劑。按照指示使用。

▶ 注意事項

經過適當製備的七葉樹種子標準萃取物應該是安全的，人體耐受性也很好。未經處理的七葉樹種子不可食用，也不應直接當成藥草使用，因為七葉樹具有相當的毒性。破皮或皮膚潰爛處也不可塗抹七葉樹凝膠。

見古識今

● 在英國，七葉樹也叫「康可」。

● 七葉樹於1576年從亞洲引進歐洲。

● 生的七葉樹種子對人體有毒。

● 鹿、松鼠與野豬是少數能吃七葉樹種子的動物。

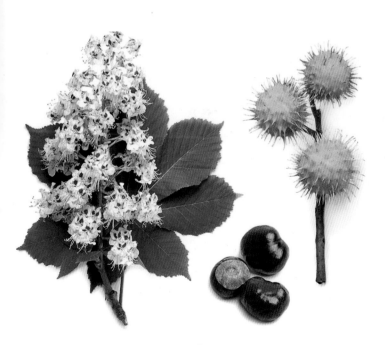

現代草藥醫師會用七葉樹種子萃取物治療許多症狀。

俗名	學名	使用部位	適應症
歐洲七葉樹、馬栗	*Aesculus hippocastanum*	種子、葉、花、樹皮	靜脈曲張、慢性靜脈功能不全

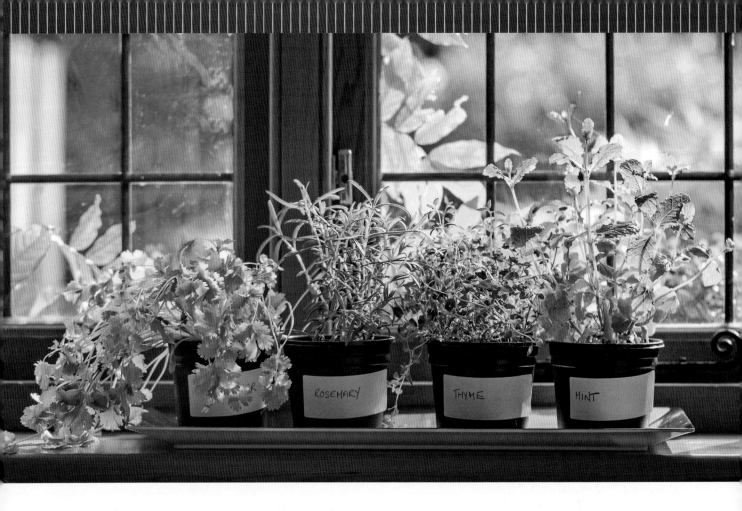

DIY
盆栽花園

家裡沒後院不是沒有花園的藉口。即使是小空間，也可以化身為藥草花園。下面這四種植物是名符其實的活藥箱，可讓你治療多種不同症狀。大部分都能以盆栽介質栽種，只要花盆排水良好即可。

蘆薈：蘆薈（見97頁）非常適合種在室內。這種植物喜歡陽光和排水良好的土壤。等表土全乾再澆水就可以了。

香蜂草：生命力強、香氣又迷人的香蜂草（見20頁）可舒緩焦慮，減輕消化道問題。只要種在陽光充足的地方並充分澆水，就會長得很茂盛。

薄荷：薄荷（見74頁）要種在深度夠且排水良好的容器中，放在每天至少能有四小時日照的地方。

百里香：百里香（見42頁）有許多不同的品種，不過都要種在全日照與排水良好的土壤中才能長得好。需要時直接採下葉片，用來烹飪或治療感冒都行。

香蜂草蘇打

從盆栽花園摘下新鮮的香蜂草葉片來製作這種清爽的氣泡飲料。在耐熱的碗裡放入兩杯新鮮香蜂草葉與950毫升剛燒開的沸水，攪拌均勻後浸泡30分鐘。過濾、放涼。加入2大匙蜂蜜攪拌均勻，放入冰箱冷藏。要上桌的時候，在香蜂草液中加入950毫升氣泡水，再倒入裝滿冰塊的玻璃杯。以新鮮檸檬切片和香蜂草小枝條裝飾。

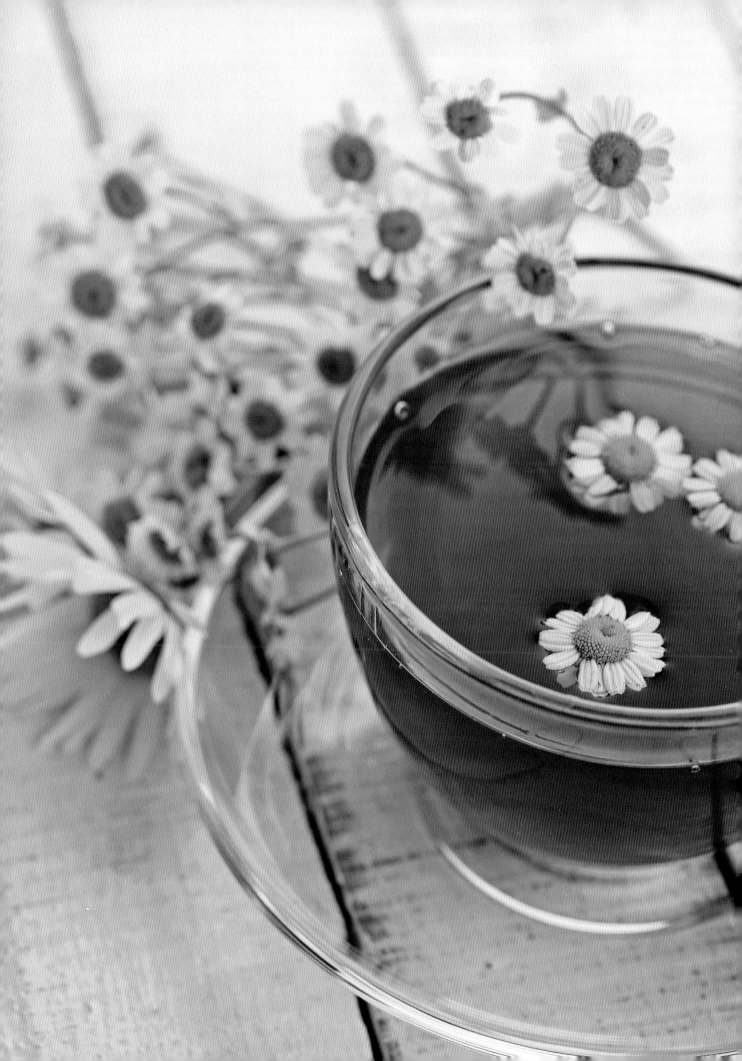

第四章

燃料加滿

消化系統

吃不只是一種樂趣，也是生活必需。食物消化（也就是分解成小小的營養分子）之後，就能提供能量給我們。消化系統是由幾個相連的部位組成：口、食道、胃和腸道。另有兩個輔助器官——肝臟和胰臟，負責製造額外的消化液，並經由細小導管送入小腸。消化系統倘若運作順暢，那就一切順利。但若是消化出了問題，日子恐怕就難過了。

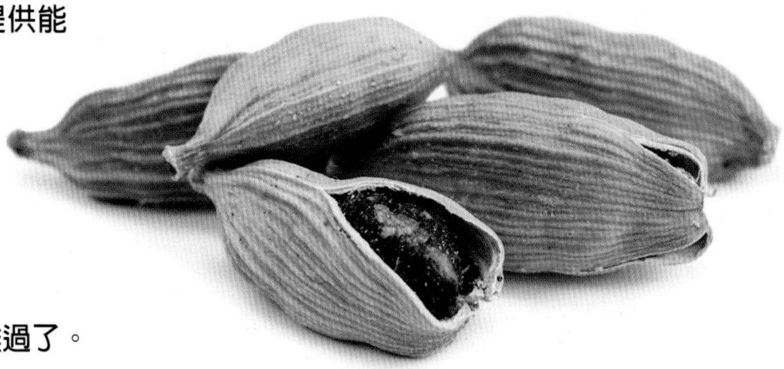

引發消化不良的原因有很多：食物的儲存與處理不當、營養不足、傳染病，還有壓力。古代和現代的藥草學家都找到了一些可舒緩胃部不適的植物，藥效和緩、有效，也記載在科學研究文獻裡。這些藥草不僅在消化問題方面可以幫上大忙，許多還可以當成食物，或用來入菜調味。

焦點療方：薑

刺小檗

小豆蔻

洋甘菊

茴香

亞麻籽

白毛茛

水飛薊

洋芫荽

胡椒薄荷

洋車前子

滑榆

DIY：神奇的療癒食物

左頁：一杯洋甘菊茶，是舒緩胃部不適的好方法。
上：綠豆蔻（*Elettaria cardamomum*）果莢。

薑

香辣的消化好幫手

薑原生亞洲，被當作調味料至少有4400年的歷史。如今，薑在全世界都是最受歡迎的佐料之一。它的味道濃烈純淨，微微的甜加上濃郁的辣，是許多菜式的重要元素，包括印度咖哩、泰式熱炒、薑餅和薑汁汽水等。

薑的屬名 *Zingiber* 源自希臘文 *zingiberis*，而這個希臘文又來自梵文 *sringabera*，意思是「角狀的」。

薑在醫藥方面的運用，主要是治療消化問題，但薑還可應用在其他許多方面。藥草師會用薑根來預防或緩解動暈症（如暈車、暈船）造成的反胃與嘔吐，許多處方藥或成藥都有嗜睡和口乾的副作用，薑卻不會。薑也可以安全地舒緩因懷孕、癌症化療和術後恢復引發的噁心感。薑還具有抗菌特性，能舒緩消化道感染和食物中毒的症狀。薑茶可治感冒、流感、頭痛和生理痛。傳統醫學也會用薑來減緩關節炎與潰瘍性大腸炎引發的疼痛和發炎反應。

▶ 歷史

薑自古以來就是阿拉伯、印度和亞洲的藥材。從公元前四世紀開始，薑就是傳統中醫使用的重要藥材。古

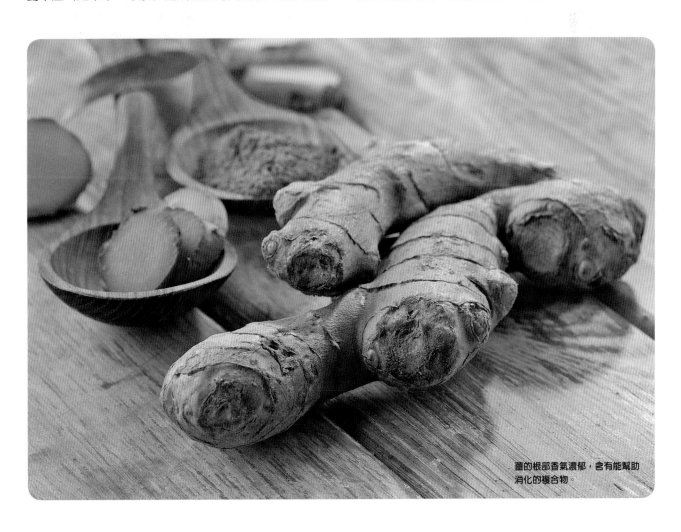

薑的根部香氣濃郁，含有能幫助消化的複合物。

代印度人用薑來治療消化不良和腸氣，也用於刺激四肢的血液循環。薑在印度以梵文名稱為人所知，名為*vishwabhesaj*，意思是「萬靈丹」。希臘和羅馬從東方進口薑，作為治療腸道寄生蟲的藥。薑在中世紀時期很受重視，甚至有人說薑來自伊甸園。

▶ 取得與使用

熱帶亞洲人從古早時候就開始種植薑，但薑真正的起源不明，熱帶亞洲也從未發現過野生型的薑。薑可能源自印度，然後在史前時代擴散到亞洲各地。大部分雜貨店都買得到新鮮的薑、薑粉或薑茶。健康食品店則可買到薑的萃取物和膠囊。

新鮮薑茶：將約2.5公分長的薑塊切成薄片，加2杯水以小火煮15分鐘後過濾。每天喝1-3杯可治咳嗽或感冒，也可促進血液循環。

乾燥薑茶：將1杯滾水加入1/4-1/2小匙的薑粉，泡10分鐘。把茶水倒出，薑粉丟棄不要。飯後喝1杯，可舒緩脹氣或噁心。

膠囊：每次服用250-500毫克的膠囊，一日2-3次。

萃取物：濃縮萃取物通常用來治療骨關節炎。依照指示使用。

▶ 注意事項

含薑飲食對小孩和老人家都很安全，不過某些人吃了薑可能出現輕微的胃灼熱症狀。孕婦一天不能服用超過1公克的乾薑。在諮詢醫生之前，不要同時服用高劑量的薑和抗凝血劑。

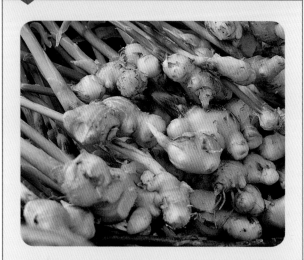

大部分熱帶地區都買得到當地栽種的薑。薑的地下莖香氣濃郁、外型厚實有分枝，大小和形狀則因品種而異。通常是以地下莖外側部位的小球芽（有嫩芽或芽眼）來繁殖。薑性喜肥沃度適中的壤土，和溫暖、潮溼且日照充足的環境，通常種植九個月後就可以採收。薑的產製品包括新鮮的地下莖（生薑）、乾燥薑、醃薑和精油。

俗名	學名	使用部位	適應症
薑	*Zingiber officinale*	根、地下莖	反胃與嘔吐、發炎

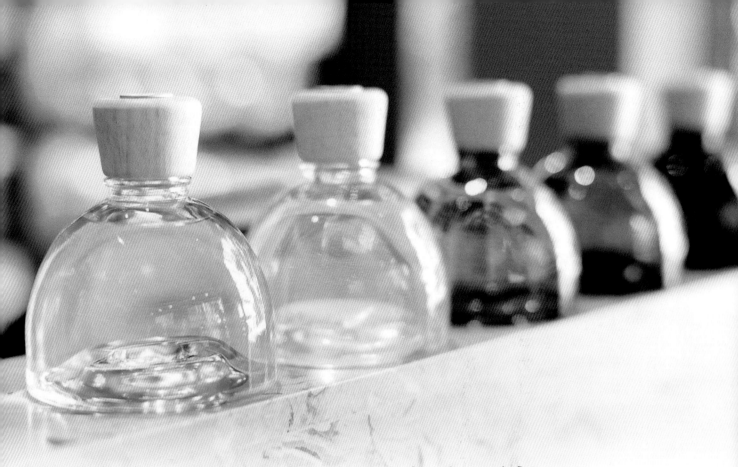

以薑能量喚醒身心兩畝田
從廚房幫手到影展紅毯，用心化作養身大使

2015 年坎城影展中的台灣之夜，
一個瀰漫著獨特淡雅香氣的伴手禮──蝴蝶白薑花護手霜，
點亮了全世界的眼睛。薑心比心，是這個護手霜品牌的名稱，
運用「薑」能活絡人體的草本特性，
將中華傳承千年的植物智慧傳遞到地球的另一端，
溫暖了在場每個人的雙手與心。

因薑重生，開創兩畝田

2001 年創辦人朱嘉琳小姐原本從事餐飲業，僅管一雙巧手讓她在廚房博得各方饕客的稱許，卻因難以負荷的疲憊逐漸對自己產生懷疑、失去信心；某天結束工作後，乍見冰箱中一瓶過期老薑汁，這個過去再熟悉不過的食材，忽然像是帶著什麼使命一般，吸引她的目光，她乾脆把薑汁加入澡盆泡澡，意外發現全身通體舒暢，那晚更給她難得的好眠！接連實驗七天薑汁澡更是整個人煥然一新，引發她決心鑽研這位熟識多年而今使她刮目相看的老友。

薑字由兩個田組成，因為薑從兩畝田中吸取整年的大地精華，蘊含豐富無比的能量與活力！好奇的上網搜尋兩畝田關鍵字時，

找到星雲大師說過的一段話：「每個人心中都有兩畝田…要深耕內求才能找到自己的無限寶藏。」這段話有如醍醐灌頂般讓她豁然開朗，透過本草綱目、古人造字、用薑的過程中，重新認識薑的強大能量，促使她運用薑無限大的活力，讓更多人的身心得以恢復，開創品牌「薑心比心」！

更生人種薑重新找回自信，
培養出高活性的老薑原料

心中點起的善因，得到貴人梁廣庫院長從中穿針引線的幫助，透過台東晨曦會戒毒更生人的雙手開墾生長在純淨無污染的台東，使他們重新找回自尊心與信心，同時讓薑心比心掌握品質優

良的薑源！當年的豐收大大鼓勵她加快腳步研發，整塊薑都非常
珍貴，為了不浪費任何一個部位，以汁、渣、奶、塊、膏、皮為
基底的各樣用品，每樣產品依照不同屬性以天然、健康、符合美
學生活方式研製，藉由薑能量幫助身體調整，喚醒身心能量。堅
持使用台東 800 公尺高山上品質優良的純淨薑種，莖肉縮瘦、外
皮粗厚、纖維多，代表完全成熟老化且含豐富薑辣素，促進人體
發熱、新陳代謝，對於消化、循環、提振情緒、緩解疼痛具有調
節的作用；這些並非只是參考自書中的資訊，而是與工研院共同
發展專案研究出薑的活性成份具有滲透速度快、抗氧化力好、緊
緻效果佳的特性；薑不只是廚房內提味去腥的幫手，更能搖身一
變成為愛美女性日常保養的高活性成分來源之一，去年更因此意
外獲選日本雜誌《台北本》評選台灣有機保養品第一名的殊榮。

食安風暴，
決心設立工廠將品質延伸到製造面

　　此次走訪離喧囂台北市區僅十五分鐘車程的工廠，擁有遍佈的
自然綠意和新鮮空氣。工廠的啟用全因食安風暴，深刻瞭解到掌
握原物料來源的重要性，引發設立自家工廠並提高歐盟原料使用
比例的決心，將品質控管延伸至製造面，全面了解產品內涵。工
廠內部以光線區格工作狀態，柔和黃光為非管制區，讓夥伴有舒
服自在的工作環境；無塵管制區則以白光為主，廠內專業設備一
應俱全，無塵潔淨室、產品研發室、RO 純水系統設備、真空乳
化攪拌機、自動填充機等，展現科學實驗的謹慎和效率！

　　除了首次採訪工廠外，特別參觀了深坑山區的薑田，這是薑心
比心在台灣北部第一塊試驗種植地，透過每週觀察薑的生長過程
發現更多薑的效用，原來種植薑的背後有著更深的含意。薑心比
心強調，「排水
良好、土壤厚實，
是種薑環境的首
要考量，老薑需
一年時間才能收
成，期間還需持
續拌入有機肥料；
收成後要休耕三
年，讓土壤恢復
地力。薑就像穿
越時空、向大地
預借地氣，幫助
我們發掘身體潛
力。」

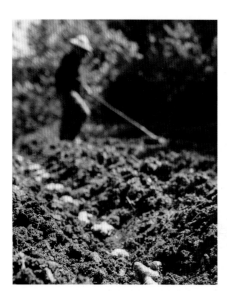

薑心比心第一次在北部試驗種薑，期許透過近距離
對薑生長的觀察，發掘更多對人體的功效。

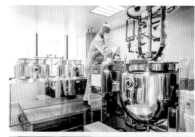
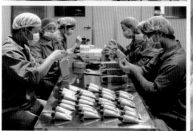
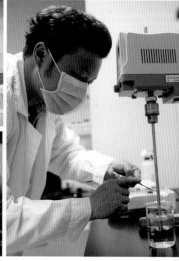

薑心比心透過高規格全自動製造與品質管理，提升薑製品的安全度。用心對
待每一個產品，傳遞出手做包裝的溫暖情感。

以台灣在地芬芳打造嗅覺豐富的薑志業

　　不論手足保養、身體清潔或精油擴香，薑心比心的產品皆以薑
為基底，依用途調整配方比例，結合野薑花、茉莉、水蜜桃、柑
橘等台灣在地芬芳，打破一般人對於薑「味道過重」、「可能刺
激皮膚」的認知。眾多產品之中以護手霜和髮絲清潔系列最受歡
迎，不僅是香港和日本觀光客來台旅遊的必買禮品，2015 年起接
連獲選為國家電影中心影展台灣之夜的伴手禮，以薑活力站上影
展紅毯，手上的香氣流動在異國的微風中。

　　薑心比心以超過十年的深耕努力，自許成為薑的大使，不僅止
於用在地好山好水栽種出的薑幫助身心恢復、美麗或肌膚保養等
層面，更是發掘心靈能量、分享身心安樂，同時傳達善意、關懷
社會的深遠期許。

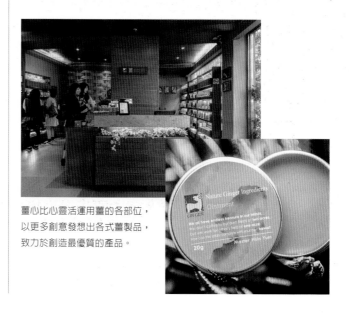

薑心比心靈活運用薑的各部位，
以更多創意發想出各式薑製品，
致力於創造最優質的產品。

刺小蘗

消化戰士

小蘗屬（*Berberis*）包含數百種落葉與常綠灌木，其中最有名的就是刺小蘗。刺小蘗原生中歐與南歐、西北非和西亞，如今在世界各地都看得到。許多國家栽種它的目的是為了採收果實，這種酸度超高的果實富含維他命C，但刺小蘗也有醫療價值。

刺小蘗的根皮含小蘗鹼，這是一種很強的生物鹼，可抵抗多種感染原，包括引發腹瀉的病菌。刺小蘗也能抑制病菌繁殖，縮短感染的時間。

▶ 取得與使用

有些國家買得到小蘗鹼製成的藥品，美國則有小蘗鹼營養補充品。市面上也有刺小蘗的膠囊、液體萃取物、酊劑和外用軟膏，以及未經加工的乾燥小蘗根。

茶飲：將2-4公克的乾燥小蘗根在沸水裡浸泡10-15分鐘，每日飲用3次。

酊劑：服用30-60滴，每日1-3次。

乾燥萃取物：服用250-500毫克，每日3次。

▶ 注意事項

只要使用適當，刺小蘗鮮少會引起副作用。在使用極高劑量的案例中，曾有些使用者出現流鼻血與嘔吐的症狀。除非諮詢過醫生，否則切勿服用刺小蘗超過一週。孕婦和哺乳中的婦女不應服用刺小蘗或任何含小蘗鹼的產品。

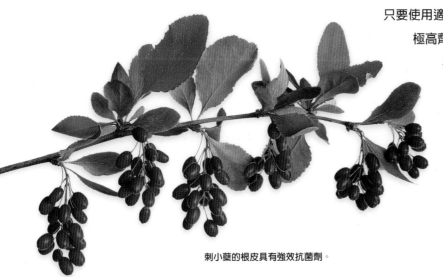

刺小蘗的根皮具有強效抗菌劑。

俗名	學名	使用部位	適應症
刺小蘗、歐洲小蘗、黃蘗	*Berberis vulgaris*	莖、根皮	幫助消化、腹瀉、胃灼熱

小豆蔻

辛香好解藥

小豆蔻原生印度南部，是全世界第三昂貴的香料，僅次於番紅花和香草。這種香料是印度和斯堪地那維亞料理的主要食材，種子也可藥用，能治療消化問題，包括胃灼熱、腸痙攣、腸躁症、腸道脹氣、便祕、肝臟與膽囊問題，以及食慾不振。也可用於包羅萬象的各種狀況，包括一般感冒、咳嗽、支氣管炎、口腔和喉嚨痛，和與感染有關的疾病。有些人把小豆蔻當興奮劑，或用來治療尿道問題。

食在健康

柳橙小豆蔻茶

在壺中放入7杯水、一長條新鮮柳橙的皮和12顆壓碎的綠豆蔻莢果，滾煮10分鐘。泡茶器中放3大匙大吉嶺紅茶，在煮好的小豆蔻茶湯中浸泡5分鐘以上。過濾後隨喜好搭配熱牛奶和蜂蜜飲用。

▶ 取得與使用

瓜地馬拉是全球最大的小豆蔻供應國。綠豆蔻與黑豆蔻是最容易取得的種類。你可以在雜貨店買到整顆的豆蔻莢果或豆蔻粉，也可以在健康食品店買到精油與膠囊。

種子：每天服用約1.5克的小豆蔻粉。

茶飲：壓碎1小匙小豆蔻種子，用1杯沸水泡10分鐘後飲用。

▶ 注意事項

小豆蔻對大部分人而言都很安全，很少有副作用。孕婦和哺乳中的婦女如果吃到含小豆蔻的食物無須擔心。若打算服用藥用劑量的小豆蔻，應該先諮詢醫生。

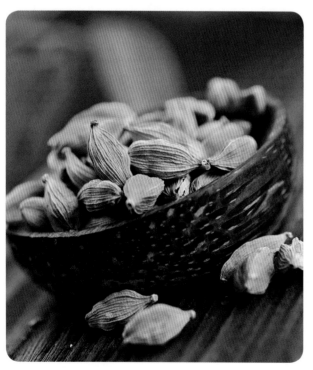

嚼小豆蔻莢果能使口氣清新。

俗名	學名	使用部位	適應症
小豆蔻、豆蔻	*Elettaria cardamomum*（綠豆蔻）、*Amomum costatum*（黑豆蔻）	種子	幫助消化

洋甘菊

鎮定心神好療方

洋甘菊可能是歐洲現在使用最普遍的藥草，從以前到現在都用於紓解嬰兒、孩童和成人的神經緊張、肌肉痙攣、皮膚問題與消化不良。

洋甘菊經常用於治療消化與發炎症狀。現代草藥醫學建議用洋甘菊治療消化不良、胃灼熱、胃腸積氣、腹瀉、胃炎、嬰兒腹絞痛、克隆氏症和腸躁症。也建議用來舒緩肌肉緊繃、減輕焦慮。外用的洋甘菊乳膏可舒緩受刺激或發炎的皮膚，包括溼疹。若是用來當漱口水，則可預防化療和放射線治療所引起的口瘡。

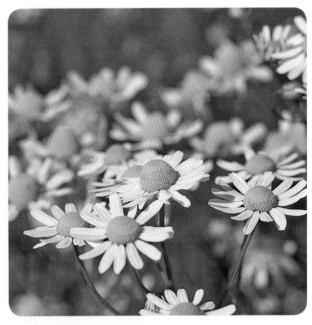

洋甘菊的花長得很像雛菊，可以鎮定消化道。

▶ 取得與使用

市面上可買到新鮮洋甘菊、也買得到乾燥的，膠囊、酊劑和軟膏也都有。

茶飲：用1杯沸水沖泡1小匙的洋甘菊。浸泡5-7分鐘。泡得越久，鎮定效果越強。

膠囊：每次服用500-1000毫克的乾燥洋甘菊，每日2-3次。

酊劑：每次服用3-5毫升，每日2-3次。

外用：市面上可買到乳膏。依指示使用。

▶ 注意事項

洋甘菊非常安全。在極少數的情況下會導致過敏反應，通常是對菊科豬草屬植物嚴重過敏的人，才會發生這種狀況。

食在健康

洋甘菊康福茶

午後時分，若想提振精神，可用2杯沸水沖泡1個洋甘菊茶包、1個薄荷茶包和1個綠茶茶包。讓茶包浸泡5-7分鐘，過濾、趁熱飲用，並與朋友分享。

俗名	學名	使用部位	適應症
洋甘菊	*Matricaria recutita*（德國洋甘菊）、*Chamaemelum nobile*（羅馬洋甘菊）	乾燥花朵、油	幫助消化、嬰兒腹絞痛、口潰瘍

茴香

幫助消化的美味藥草

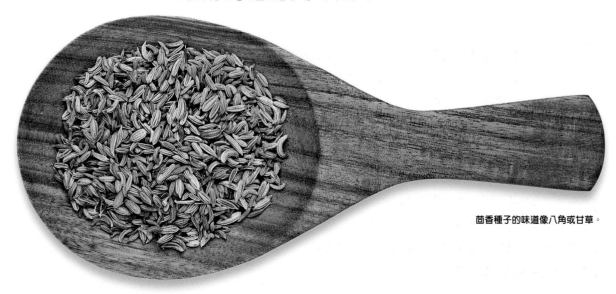

茴香種子的味道像八角或甘草。

茴香是洋芫荽（荷蘭芹）、葛縷子與蒔蘿的近親，是一種高大的植物，輕易就能長到1-1.5公尺高。它的莖從脆而甜的白色或淺綠色球莖中往外伸展出來。茴香的植株全株可食、味道溫和，有點像大茴香或甘草。

現代藥草學家建議用茴香來紓解脹氣和腹瀉、安撫胃部不適、促進食慾或減少想吃的衝動、舒緩瀉藥造成的腹痛。現代人仍讓嬰兒服用茴香，以紓解腹痛、積氣和氣脹。

▶ 歷史

茴香的藥用歷史已經超過2000年。羅馬醫生兼博物學家老普林尼（公元23-79年）有20多種醫藥處方都含有茴香。印度人認為茴香可以幫助消化。據說查理曼大帝（公元742-814年）是將這種藥草帶到中歐和北歐的人。茴香名列英國九大神聖藥草（記載於公元十世紀的藥草書中），據信可以治百病。

▶ 取得與使用

茴香很容易用種子種植，只要直接把種子撒在院子裡陽光充足的地方就行了。當茴香植株成熟時，即可直接採集種子，健康食品店也買得到。中國、埃及與印度是全球最大的茴香子產地。

茶飲：用1杯滾水沖泡1/2小匙壓碎的種子，浸泡10分鐘後過濾。如果要讓孩童飲用，要完全放涼。

俗名	學名	使用部位	適應症
茴香、小茴香	*Foeniculum vulgare*	種子	幫助消化、嬰兒腹絞痛、胃絞痛

亞麻籽

小籽立大功

亞麻籽是目前已知 α -次亞麻油酸（ALA）含量最豐富的植物性來源。 α -次亞麻油酸是一種 ω -3脂肪酸，或有助於預防心臟病和關節炎。亞麻籽也富含木酚素。細菌會在消化道中將木酚素轉化為類似雌激素的分子，在體內循環、與細胞上的雌激素受器結合。有些研究顯示這個過程可減少人體罹患某些荷爾蒙相關癌症的風險，例如乳癌，不過這個理論仍需更多研究證實。亞麻籽富含水溶性纖維，因此也可以預防便祕。

▶ **取得與使用**

許多健康食品店或雜貨店都買得到成熟的亞麻籽、粉末、膠囊或亞麻籽油。磨碎的亞麻籽要在24小時之內使用。

整顆種子：食用前將1大匙種子磨碎，每日吃2-3次，吃時要喝大量的水。

膠囊：一天服用1-2粒，或依製造商指示服用。

亞麻籽油：一天食用1-2大匙。15毫升匙的液態亞麻籽油通常含有7公克的 α -次亞麻油酸。

▶ **注意事項**

亞麻籽可能會跟某些處方藥發生反應，因此食用前應先諮詢醫師。不要生吃或吃未成熟的亞麻籽，可能有毒。罹患乳癌或卵巢癌的女性如果沒有醫師許可，不要服用任何亞麻籽營養補充品。

亞麻籽可以提供豐富的纖維和 ω -3脂肪酸。

俗名	學名	使用部位	適應症
亞麻籽	*Linum usitatissimum*	種子	消化不良、便祕、抗氧化

白毛莨

療癒之寶

現代草藥醫學建議用白毛莨舒緩胃部不適、幫助消化，並治療特定類型的腹瀉。也可用於治療皮膚、眼睛和黏膜的發炎反應，包括鼻竇炎、結膜炎、尿道感染、陰道炎、喉嚨痛和口潰瘡。許多藥草專家建議用白毛莨治療感冒、花粉熱（過敏性鼻炎）和流行性感冒。

▶ 取得與使用

1990年代晚期，由於供應短缺，乾燥白毛莨根的價格猛然飆升，促使美國魚類及野生動物管理局將白毛莨列入「瀕臨絕種野生動植物國際貿易公約」中。這是針對動植物國際貿易所制定的跨國協定。

白毛莨可以出口，但出口商必須證明貨品是以永續方式取得。供貨短缺、貿易限制和價格上升等因素都促進了白毛莨的商業種植——這是野生藥用植物保育的成功案例。

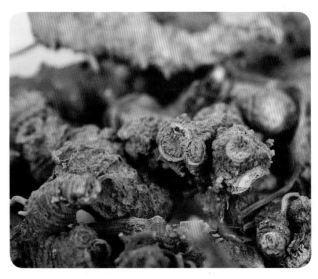

白毛莨的根是治療消化問題的常見療方。

膠囊：通常一天服用1-3公克。

酊劑：一次服用2-4毫升，每日服用2-3次。

外用：軟膏與油膏都買得到。依照指示使用。

▶ 注意事項

白毛莨可能會刺激子宮收縮，因此通常不建議孕婦使用。人體內有某些酵素會代謝特定的處方藥，而白毛莨可能會跟這些酵素起交互作用。因此正在服用其他藥物的人如果想服用白毛莨，應先諮詢醫師或藥師。

見古識今

1852年	折衷學派的醫生約翰‧金恩曾在《折衷學派藥方書》中描述過白毛莨。
1860年	對白毛莨根的市場需求約從這段時間開始。
1884年	文獻中記載了過度採集導致野生白毛莨數量減少。
1997年	美國魚類及野生動物管理局將白毛莨列為瀕危物種。

俗名	學名	使用部位	適應症
白毛莨、北美黃蓮、金印草	*Hydrastis canadensis*	根、地下莖	幫助消化、腹瀉、消炎

水飛薊

肝臟的強力守護者

水飛薊的植株高度、紫色花朵和特殊的白綠斑駁葉片，都讓這種植物在視覺上特別搶眼。水飛薊的醫療功效也十分出色，可溫和保護肝臟免受多種毒素侵擾。

1960年代，對水飛薊的興趣重新燃起，因為研究人員從水飛薊種子中分離出具有顯著護肝特性的化學複合物。這些物質名為黃酮木脂素（總稱為水飛薊素），可保護肝臟細胞不受酒精、乙醯胺酚和毒鵝膏菇（*Amanita phalloides*）的破壞。建議可用水飛薊治療病毒性肝炎、慢性肝病和某些類型肝硬化所引發的症狀。

目前在服用水飛薊方面沒有任何禁忌，高劑量亦然。水飛薊雖然很安全，但患有肝病或正在接受癌症治療的病患在採用任何膳食補充劑之前，仍應先諮詢醫師。

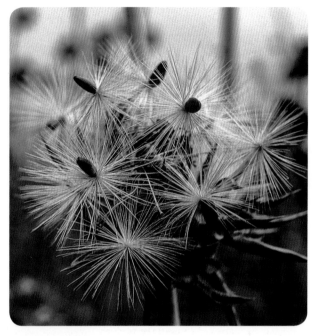

水飛薊常被當成雜草。

▶ 取得與使用

市面上可購得水飛薊種子與萃取物。

茶飲：1杯水加1小匙壓碎的水飛薊種子，小火熬煮10分鐘。過濾。每天喝1-3杯。

酊劑：如果是為了保護肝臟，就不建議服用以酒精萃取法獲得的酊劑。

萃取物：若是為了保肝而服用水飛薊，應選用水飛薊素含量至少70%的產品。這種產品的劑量通常為一天210-420毫克。

食在健康

水飛薊種子

這種種子不是只能當鳥飼料而已，還是很好的蛋白質與胺基酸來源，加到麥片或奶昔裡也很美味。將一把有機水飛薊種子磨碎，加在燕麥片裡一起煮，或把食譜中的亞麻籽換成水飛薊。

俗名	學名	使用部位	適應症
水飛薊、牛奶薊、乳薊	*Silybum marianum*	種子	保護肝臟

洋芫荽

不只是點綴

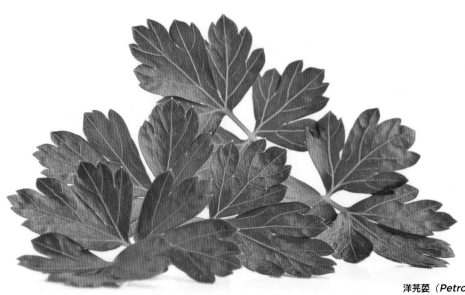

洋芫荽（*Petroselinum crispum*）

洋芫荽可算是全世界運用最廣的藥草之一，也是許多菜餚的重要材料。現代藥草醫學會建議用洋芫荽治療尿道疾病，例如膀胱炎和尿道炎。洋芫荽也常用於對付腎結石、紓解消化不良，還能調節生理期。嚼洋芫荽葉片也是保持口氣清新的老方法。

▶ 取得與使用

大多數超市都買得到新鮮洋芫荽。健康食品店則有酊劑和膠囊。東歐地區有小規模的洋芫荽種子生產。

酊劑：服用洋芫荽酒精萃取物（也就是酊劑）的劑量通常是每次1-2毫升，一日3次。

膠囊：一次服用450-900毫克的洋芫荽葉膠囊，一天最多3次。

茶飲：用1杯沸水沖泡1/4杯（或2-3大匙）的新鮮洋芫荽葉，靜置5分鐘，過濾後飲用，一天最多飲用3次。想要的話可以加糖。

▶ 注意事項

高劑量的洋芫荽可能會刺激經期、也會刺激子宮，因此不適合孕婦使用。洋芫荽對腎臟有不同影響，因此罹患腎臟疾病的人應該特別小心。此外，為了預防血壓降得太低、引起危險，服用高血壓藥物的人使用洋芫荽時也要特別注意。洋芫荽可能會與太陽光反應，引起皮膚疹。

俗名	學名	使用部位	適應症
洋芫荽、洋香菜、荷蘭芹	*Petroselinum crispum*	葉、根、種子	消化、口氣清新、尿道健康

胡椒薄荷

氣味清新的舒緩療方

胡椒薄荷是一種芳香植物，同名的糖果也是拜其所賜，才會有涼爽清新的味道。薄荷屬（*Mentha*）一共有20多種薄荷，這是其中一種。

這種藥草可安撫胃壁與小腸壁的肌肉。現代藥草師建議用胡椒薄荷來舒緩胃部不適或幫助消化，也常用胡椒薄荷來治療腸躁症引發的疼痛、脹氣和腹瀉。如果塗在皮膚上，對起疹子、蕁麻疹和受其他刺激的皮膚有清涼鎮靜效果。胡椒薄荷常用於治療感冒和流感、舒緩喉嚨痛、止住乾咳。

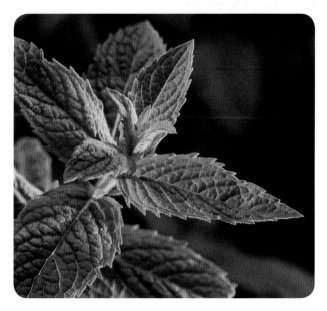
胡椒薄荷葉片中含有可增添糖果風味的油。

> **特別注意**
>
> **胡椒薄荷**
>
> 罹患胃食道逆流或橫膈裂孔疝氣的人不應使用，因為胡椒薄荷會讓胃灼熱的症狀惡化。五歲以下孩童也不應外用胡椒薄荷油，因為可能會引起痙攣、抑制呼吸。

▶ 取得與使用

胡椒薄荷是經久不衰的消化療方。這種芳香藥草可鎮定消化道的肌肉、有助膽汁順暢地從膽囊流出，協助身體消化油脂。健康食品店可購得乾燥或新鮮的胡椒薄荷葉片或口含錠、膠囊。

茶飲：用1杯滾水沖泡1小匙乾燥胡椒薄荷葉，或新鮮葉片6-8片。浸泡10分鐘。過濾，放涼。飯後享用，一天2-3次。

膠囊：飯後服用500-1000毫克的乾燥胡椒薄荷葉。緩效型的胡椒薄荷油膠囊可用來治療腸躁症。研究案例中的受試者是隨餐服用0.2毫升的薄荷油，一天2-3次。

口含錠：舒緩喉嚨痛和咳嗽的口含錠應含有5-10毫克的薄荷腦。二歲以下的幼童不應使用薄荷腦產品。

俗名	學名	使用部位	適應症
胡椒薄荷、薄荷	*Mentha x piperita*	葉片、油	消化不良、腸躁症

洋車前子

整腸的草藥

洋車前子的種子殼不但可舒緩便祕，也是水溶性纖維的極佳來源，可刺激小腸收縮、加速廢物通過消化道的速度，也一直都是製作增量緩瀉劑的主要原料。洋車前子可有效治療輕度至中度的發炎性腸道疾病、腸躁症、痔瘡和其他腸道問題。如果在低油脂、低膽固醇的飲食中加入洋車前子，也可有效降低血膽固醇含量。

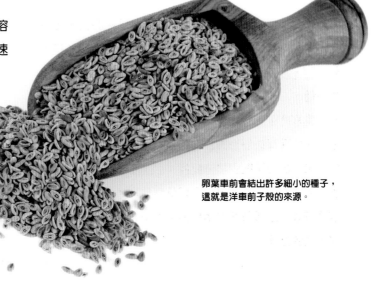

卵葉車前會結出許多細小的種子，這就是洋車前子殼的來源。

▶ 取得與使用

全球許多地方都有洋車前子茂盛生長，這種植物往往被視為雜草。洋車前子很容易用種子繁殖，在其他植物不易生長的土壤中也能長得很好。

成人：通常一天服用2-3大匙，分別在早餐前和晚餐前服用。服用時要先在高水杯中加水混合，充分攪拌後飲用，然後再喝一杯水。

孩童（18歲以下）：通常服用1小匙或1-2大匙，視孩童的年紀和體型而定。

▶ 注意事項

曾有人服用洋車前子纖維後出現胃腸障礙，尤其是動過腸道手術，或服用洋車前子之後沒有攝取足夠水分的人。有吞嚥障礙者也不應該服用洋車前子。

食在健康

洋車前子脆片

在碗裡將1/3杯洋車前子殼、1大匙橄欖油、1大匙帕馬森乳酪和1大匙芝麻混合均勻。加入1/2杯水，充分攪拌後靜置10分鐘。在烤盤紙上將這個「麵團」壓平擀開，擀到6公釐薄，連紙一起移到烤盤上。上面撒些鹽巴（可省略）。以攝氏170度烤25-30分鐘。冷卻後掰成小片，即是洋車前子脆片。

俗名	學名	使用部位	適應症
洋車前子	*Plantago ovata*（卵葉車前）、*P. afra*（洋車前）	種子、種子殼	纖維、增量緩瀉劑、心臟健康

滑榆

和緩的療方

誠如其名，這種植物的口感和觸感都是滑滑的。這種藥材取自滑榆（原生於北美洲的中型樹木）氣味芬芳的內樹皮。好幾世紀以來，滑榆都是食物，也是藥材。

滑榆到現在仍是很受歡迎的藥材，也很容易取得，是美國食品暨藥物管理局核准的少數藥材之一，也可以非處方用藥販售。滑榆有助於舒緩、治療發炎的黏膜組織，例如喉嚨壁、胃壁和腸壁。藥草師也建議用滑榆治療胃食道逆流、克隆氏症、潰瘍性大腸炎和腹瀉。

▶ **取得與使用**

滑榆在其分布地區的野外十分常見，因此很少以人工種植。春季時分，滑榆樹皮很容易就可以整條整條地撕下來，簡直就像是從樹上掉下來一樣。市面上大部分滑榆樹皮商品，都採收自美國東部的阿帕拉契地區的野生滑榆族群。

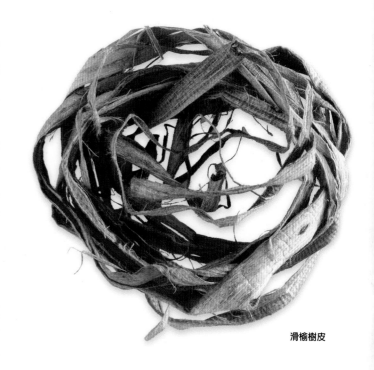

滑榆樹皮

茶飲：用1杯沸水沖泡1-2小匙的滑榆樹皮粉末，浸泡5分鐘。每日飲用2-3次。

膠囊：每次服用800-1000毫克，一日3次，要搭配一整杯水一起服用。

口含錠：原味或有添加其他口味的口含錠都很容易取得。依照包裝上指示的劑量服用。

見古識今

1787年	J.舍普夫在他的《美洲藥典》中形容滑榆是「油膏樹皮」。
1812年	美國陸軍在1812年戰爭中，曾因乾草短缺而以滑榆樹皮餵馬。
1847年	美國Thayers公司推出滑榆口含錠，到如今都還買得到。
1875年	波士頓的學校校長喬治・愛默森提及滑榆遭到過度採收。

俗名	學名	使用部位	適應症
滑榆、紅榆、赤榆	*Ulmus rubra*	樹皮、木材	胃灼熱、胃食道逆流、喉嚨痛

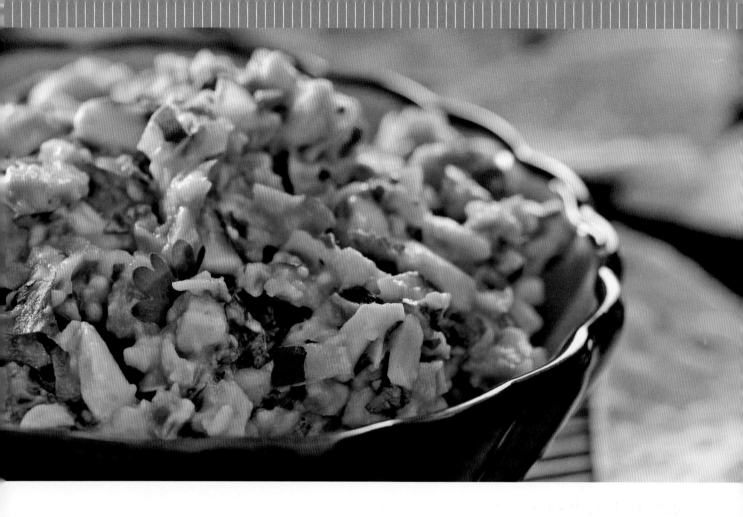

DIY
神奇療癒食物

你選擇的點心其實可以增進身體健康。試試以下四種食物，看看效果如何：

酪梨很神奇：酪梨含有高濃度的單元不飽和脂肪、纖維、蛋白質（含量比所有水果都高）、鉀和葉酸鹽。葉酸鹽是一種水溶性維生素B，可預防DNA發生致癌的變化。

感恩豆子，讚嘆豆子：菜豆、花豆、扁豆和其他豆類可以提供豐富的各種維生素，脂肪含量很低，但蛋白質含量很高。

莓果真美好：藍莓、覆盆子、草莓、蔓越莓和其他莓果都含有名為花青素的強力抗氧化物，可有效保護細胞，不讓細胞因受到某些類型的損害而引發癌症、心臟病和與老化有關的記憶減退。

堅果最強悍：堅果富含蛋白質、纖維、維生素和礦物質，而且也含有豐富的不飽和脂肪。重點是要適量：一天吃一小把（約30公克）堅果對身體大有助益，熱量也不到200卡。

自製健康酪梨莎莎醬

只要選用新鮮原料、並適量享用，這道傳統墨西哥沾醬就是能提供纖維、單元不飽和脂肪（也就是「好脂肪」）、β-胡蘿蔔素、硫胺素，維生素C、核黃素和鉀的健康好選擇。自製酪梨莎莎醬時，把3顆哈斯酪梨切半、去核、挖出果肉。在碗裡將酪梨果肉壓碎，加上1/4杯切碎的新鮮香菜、3大匙紫洋蔥末、一顆萊姆的汁和一條切碎的墨西哥辣椒。以鹽巴和胡椒調味。

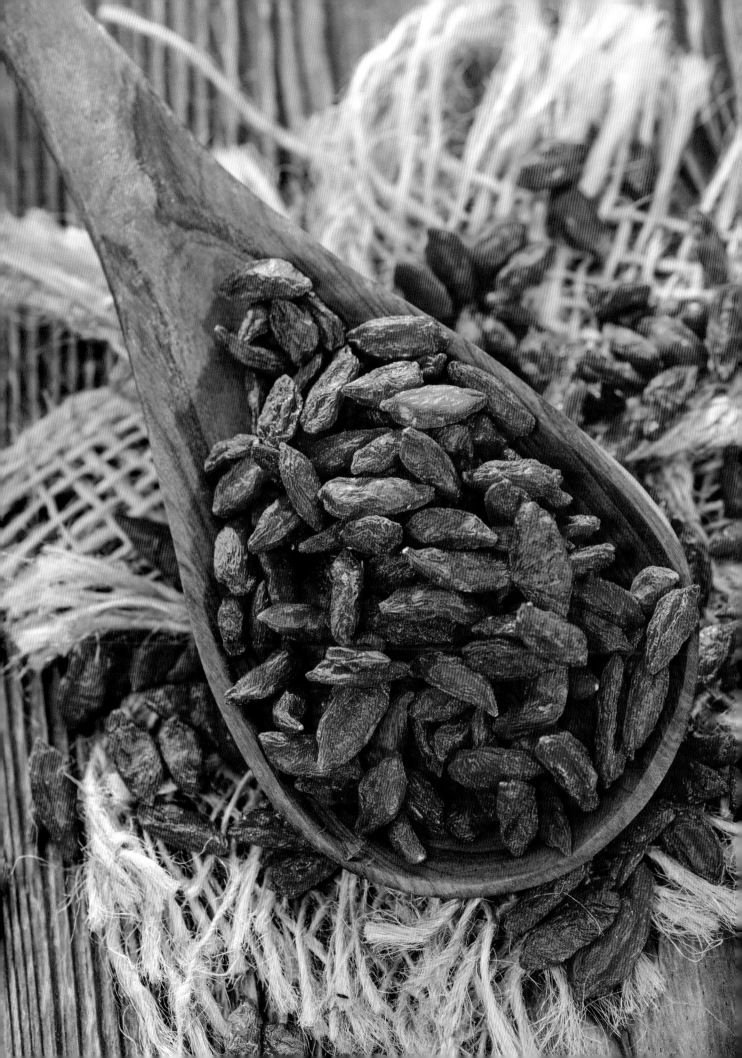

第五章

身強體壯

關節與肌肉

肌肉、骨骼和關節是體內支撐系統的關鍵。這些部位保護我們的內臟，也讓我們的身體能以各種方式活動。名為韌帶的組織在關節處將骨骼連結起來，肌腱則把肌肉固定在骨骼上。肌肉共有三種：骨骼肌、心肌和平滑肌。良好的營養和運動是保養這些重要部位的關鍵。

歲月和持續使用對這些結構是毫不留情的。無論它們再怎麼強壯、有彈性，還是可能會損傷。肌肉可能過度伸展、瘀傷或撕裂。骨骼可能變得脆弱，肌腱可能瘀傷或撕裂。關節會勞損、扭傷或錯位。這些部位也會成為發炎、退化，或自體免疫疾病的攻擊目標，例如骨關節炎和類風濕性關節炎。

古代的治療師在解決這些問題時，都會用到植物，通常是將藥草製劑抹在皮膚上。今日，許多藥草仍為現代的治療師所使用。

焦點療方：山金車
貓爪藤
辣椒
葡萄委陵菜
康復力
玉米鬚
蒲公英
枸杞
薑黃
柳樹皮
DIY：按摩療法

左頁：顏色鮮亮的乾燥枸杞果實對健康大有助益。
上：康復力（*Symphytum officinale*）

山金車

挫傷藥草

山金車是運動員的好朋友，它生長在高山地區，原生於歐洲、中亞和西伯利亞陽光普照的高山草原。

山金車招展著顏色深黃、狀如雛菊的花朵，因為能夠舒緩肌肉痛、瘀傷和扭傷所造成的疼痛與發炎症狀，所以在這些地區，好幾個世紀以來，山金車都被奉為珍寶。

山金車在歐洲很受歡迎，目前也是100多種德國藥草製劑的成分。山金車原本是以整棵植株入藥，包括根部，但現在通常都只用花頭。

▶ 歷史

早在歐洲人肯定山金車的藥用特性以前，這種藥草就已經出現在非基督教的儀式中，用來祈求豐收。到了1500年代，人類對山金車的興趣從魔法轉為醫藥。義大利醫生兼藥草學家皮耶卓・安德烈・馬蒂奧利（Pietro Andrea Mattioli）在他於1544年初版的植物學經典著作《迪奧科里斯藥物論註解》（*Commentarii in Sex Libros Pedacii Dioscoridis*）中，盛讚這種藥草的治療特性。

北美原住民也會用和山金車親緣關係相近的植物（例

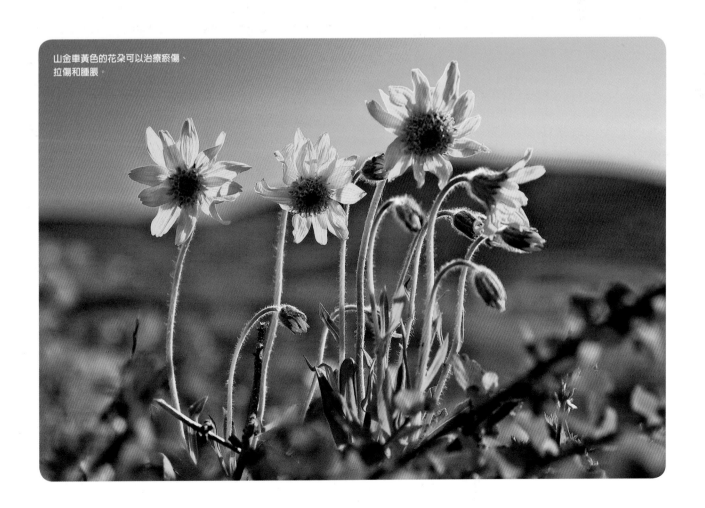

山金車黃色的花朵可以治療瘀傷、拉傷和腫脹。

如*Arnica fulgens*）來治療瘀傷、肌肉痠痛和背痛。山金車在許多歐洲國家的民俗療法中都有一席之地，尤其在德國和奧地利，山金車至今仍是重要的藥草。

▶ 取得與使用

市面上可買到山金車製成的藥劑，例如凝膠、軟膏、乳霜和噴劑，作為外用藥，治療瘀傷、肌肉拉傷、扭傷、脫臼、關節炎、風濕痛、靜脈炎和骨折引發的腫脹。山金車藥膏對治療嘴唇乾裂和青春痘也十分有效。山金車酊劑則常作為敷料和糊藥的基底使用。

市面上買得到的山金車來源有野生、也有人工栽培的。美國大部分的山金車是從蒙大拿州、懷俄明州和南北達科塔州的野外採收而來，歐洲和北印度的部分地區則有人工栽培的山金車。健康食品店可買到山金車錠劑、酊劑、軟膏、凝膠和漱口水。山金車必須儲存在乾燥涼爽的地方，避免潮溼和直接日曬。

乳霜、凝膠、軟膏和油膏：山金車塗劑可每日塗敷於傷處數次，或依照產品說明使用。商業生產的山金車外用製劑很容易取得。

糊藥：取3大匙的山金車花朵浸泡在1杯熱水中，靜置10分鐘。放涼後將吸飽水的植物材料敷在傷處10-15分

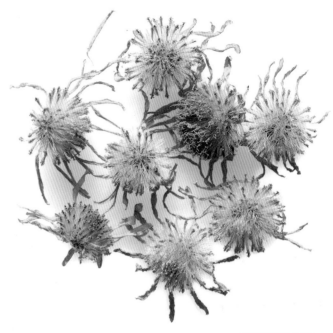

乾燥的山金車花朵

鐘。若為急性損傷可每天重複3-4次。

▶ 注意事項

山金車不能內服，可能會造成心律不整，或導致呼吸衰竭。但若是順勢療法製劑則無須擔心，因為這些製劑中的山金車含量經過大幅稀釋。外用通常很安全，人體耐受性也很好，但如果起疹子就要停止使用。

採收方式

歐洲有二種山金車，日本則有一種。山金車共有26個種類，大多生長在北美洲西部，從加拿大到墨西哥都有。野外的山金車通常受到保護，不鼓勵民眾採集。山金車主屬於亞高山到高山植物類群，在涼爽氣候和貧瘠的酸性土壤上都可生長。繁殖方式是在生長季初期從根部分株，或以種子繁殖。花朵外型類似雛菊，顏色從黃色到黃橘色都有。花期時採收完整的地上部位，作為藥用。

俗名	學名	使用部位	適應症
山金車、山兔菊	*Arnica montana*	花朵、葉片	瘀傷、挫傷、腫脹、關節痛

貓爪藤

靈活行動家

貓爪藤是一種大型藤本植物，原生於中美和南美洲的熱帶地區，繁茂生長在雨林冠層中。這種靈活的植物會攀附在樹幹和樹枝上，攀爬高度可超過30公尺。現代人認為貓爪藤能有效刺激免疫系統，也深具消炎效果。藥草學家利用貓爪藤治療關節問題，例如骨關節炎和類風濕性關節炎。

▶ 取得與使用

藥用貓爪藤有兩種，使用量則因種類與製法而異。請遵照製造商的劑量指南。以下製法是針對 *Uncaria tomentosa* 這個種類所設計：

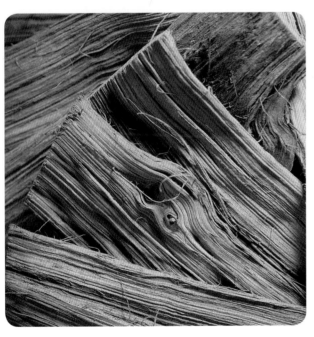

使用者相信貓爪藤的樹皮和樹根可以舒緩關節僵硬和痠痛。

茶飲：將1公克的根皮以250毫升（約1杯）沸水煮15分鐘。熱出的湯汁過濾、冷卻後，每日服用1-3次。

酊劑：一次飲用1-2毫升，每日2-3次。

萃取物：將乾燥的粉狀萃取物與水混合，依照產品標示說明使用。

膠囊：貓爪藤膠囊含有標準含量的生物鹼或其他化合物。依製造商說明使用。

▶ 注意事項

貓爪藤可能有輕微的副作用，包括胃部不適、頭痛和暈眩。罹患自體免疫疾病的患者，或正在服用免疫抑制劑、血壓藥物的人都不應服用貓爪藤。孕婦或正在哺乳的女性也不可使用。

俗名	學名	使用部位	適應症
貓爪藤、鉤藤	*Uncaria tomentosa*	樹皮、根部	骨關節炎、類風濕性關節炎

辣椒

熱力四射

辛 辣的菜餚通常都有一種共通原料：熱辣辣的辣椒。辣椒的辣是來自一種名為辣椒素的植物化學物質，而這種物質也具有可以舒緩疼痛的特性。

含有辣椒成分的乳液和軟膏可減緩骨關節炎、類風濕性關節炎和帶狀皰疹引發的疼痛，以及與纖維肌痛相關的關節或肌肉疼痛，也可以減輕牛皮癬引發的搔癢和發炎反應。濃縮辣椒素乳霜（通常需要醫生處方箋）有時也用來治療術後疼痛和特定種類的神經病變。

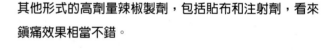

辣椒（*Capsicum annuum*）

▶ 取得與使用

含辣椒素的外用乳霜很容易購買，有些需要處方箋。

乳霜：要舒緩與神經相關的疼痛，可塗抹含辣椒素0.075%的乳霜，一天3-4次。低劑量乳霜的辣椒素含量只有0.025%，每天塗抹4次有可能減緩關節炎。要獲得最好的效果，最好能持續使用6-8週，若是針對關節炎治療，有時可在8週內就見效。研究人員正在研發

其他形式的高劑量辣椒製劑，包括貼布和注射劑，看來鎮痛效果相當不錯。

▶ 注意事項

外用辣椒製劑可能會引發疹子、灼熱、刺痛和皮膚變紅。疹子通常是皮膚受到刺激的反應，而非過敏反應，通常在第一次使用的時候最嚴重，反覆使用後會逐漸減輕。不過如果起疹子的狀況惡化，就要停用。傷口處不可使用。

食在健康

辣椒檸檬汁

一開始出現感冒症狀，或只是在冷冰冰的冬天覺得冷、疼痛，不妨試試這味辣椒飲品。將1杯沸水、1顆檸檬的汁、2-3撮乾辣椒粉加在一起，徹底攪拌，用蜂蜜或甜菊增加甜味——喝了保證讓你精神大振。

俗名	學名	使用部位	適應症
辣椒	*Capsicum annuum*	果實	關節炎、神經痛

匍匐委陵菜

五面玲瓏

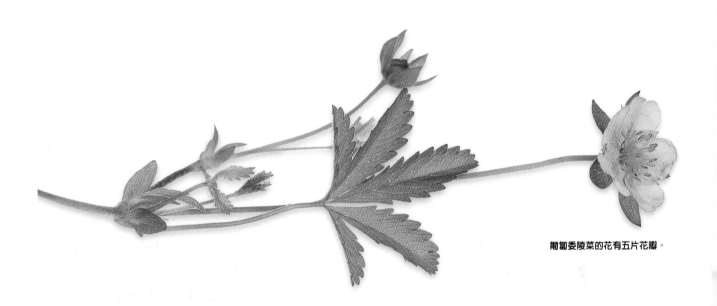

匍匐委陵菜的花有五片花瓣。

匍匐委陵菜有許多名字，有學名*Potentilla reptans*、也有像「五指草」、「五葉草」和「金棒槌」等俗名。它是一種匍匐性草本植物，會開出大型的黃色花朵，葉片是五出掌狀複葉。

匍匐委陵菜傳統上被用作消炎藥、收斂劑和抗出血劑，也常用來治療發燒，但這種作法已受到質疑，因為相關研究並未找到支持這個說法的證據。

▶ 歷史

匍匐委陵菜的藥用歷史可回溯至古希臘時期。哲學家兼博物學家泰奧弗拉斯托斯（Theophrastus）首先記錄下這種植物的效用。歷代藥草學家都曾建議利用這種藥草的根部來治療發燒和減緩疼痛。

▶ 取得與使用

市面上可買到乾燥的匍匐委陵菜，但這種植物其實很好種。盛夏是採收的最好時機。採下沒有受損的部分，然後在陰涼處風乾。

浸劑：將1小匙乾燥的匍匐委陵菜加入1杯沸水中，浸泡30分鐘；過濾後每天喝3次。

▶ 注意事項

匍匐委陵菜似乎對大多數成人都很安全，但對孕婦和哺乳中婦女的影響則未明，因此最好避免使用。

俗名	學名	使用部位	適應症
匍匐委陵菜、金棒槌	*Potentilla reptans*	花、葉、根	抗發炎、口瘡

康復力

鞏固肌與力

康復力西方俗稱編骨草、接骨草和除瘀草,在東方又叫康富力、康固力,這些名字都反應了過去好幾世紀以來康復力在治療瘀傷、扭傷、拉傷等外用方面的治療效果。近來也有人發現康復力具備舒緩急性上背痛或下背痛的潛力。

▶ 取得與使用

康復力軟膏、乳霜、糊藥和擦劑可治療瘀傷、減緩肌肉酸痛,並加速傷口癒合。

乳霜、凝膠或軟膏:國際草本醫藥權威的德國E委員會建議,一天不要使用超過1毫克的康復力,以免毒害肝臟和其他器官。為避免康復力的毒性,可用特殊配方處理,去除有害的生物鹼、保留消炎與止痛的物質。

萃取物:保證不含吡咯帥啶生物鹼的品牌是最安全的。這些製劑可用來按摩受傷的關節處,一天3-4次。

▶ 注意事項

康復力的葉和根都具有肝毒性和致癌物質,食入或塗敷在皮膚上都可能有害。因此最好只使用已經過純化、去除有毒吡咯帥啶生物鹼的製劑。沒有這些化合物的製劑一般認為比較安全,不過大部分製造商仍會警告消費者,切勿在開放性傷口上使用康復力產品。

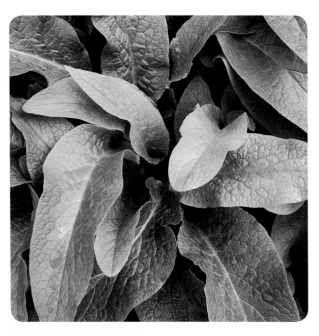

康復力的葉片上長滿了粗糙的刺毛。

俗名	學名	使用部位	適應症
康復力、康固力、聚合草	*Symphytum offi cinale*	葉片、根	關節疼痛

玉米鬚

廢物利用好療方

整支的玉米是夏日的必備美食。剝開玉米外皮時，大部分人都會把玉米鬚扔掉，卻不知道玉米鬚其實是很有用的自然療方，對於治療腫塊、瘀傷甚至膀胱感染都很有效。乾燥玉米鬚有利尿效果，藥草學家認為有助身體排出多餘的毒物與廢物。現在的藥草學家推薦用玉米鬚來促進尿道健康，改善感染或尿床等症狀，也推薦用玉米鬚緩解發炎。

見古識今

● 玉米是全球超過20%的人類營養來源。

● 全世界都沒有野生的玉米。

● 墨西哥一處考古遺址顯示人類栽種玉米已有將近9000年的歷史。

● 用泡了玉米鬚的水泡腳，可以治療雞眼和繭。

▶ 歷史

玉米生長於美洲，馬雅、印加與其他美洲原住民都會用玉米鬚治療瘀傷、瘡瘍和紅疹。玉米鬚茶還可以改善膀胱炎和尿道炎。

▶ 取得與使用

你可以在健康食品店買到玉米鬚營養補充品、萃取物和膠囊，也可以自己做，只要在剝掉玉米外皮之後留下玉米鬚，在紙巾上攤平晾乾就好。儲存在乾燥涼爽的地方備用。

茶飲：將1大匙切碎的玉米鬚泡在1杯剛燒開的水中，蓋上蓋子，浸泡15-20分鐘，或直到茶水冷卻到可以飲用為止。過濾，一天喝2-3次。

▶ 注意事項

玉米鬚對大部分人應該都很安全，對玉米過敏的人則應該避免使用。

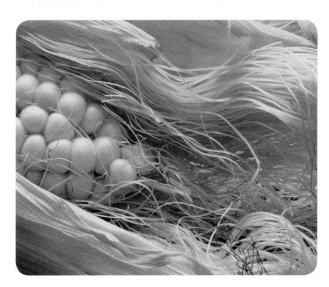

大部分人會直接把玉米鬚丟掉，但玉米鬚其實有許多用途，還有保健特性。

俗名	學名	使用部位	適應症
玉米鬚	*Zea mays*	乾燥玉米鬚	瘀傷、腫脹、紅疹

西洋蒲公英

像雜草的藥草

大部分的人都把蒲公英當成雜草，但在藥草學家眼中，西洋蒲公英卻是富含蛋白質、纖維、鈣質、磷、鐵、鉀、維生素B1、維生素B2、維生素C和大量維生素A的珍寶。藥草學家建議用蒲公英促進食慾，保護腎臟、肝臟和膽囊，也能作為強力的消炎藥。

▶ 歷史

西洋蒲公英自古以來就被用於治療許多疾病。歐洲人用於對治發燒、癤、眼睛問題、糖尿病和腹瀉。美洲原住民則用來治療腎臟疾病、腫脹、皮膚問題、胃灼熱和胃部不適。傳統中醫用蒲公英治療胃部問題、闌尾炎和胸部問題，例如發炎或奶水不足。

▶ 取得與使用

乾燥的西洋蒲公英葉和根很容易取得，有蒲公英製成的茶、膠囊、錠劑、酊劑和萃取物。你家後院可能就有新鮮的蒲公英。記得要挑乾淨、沒噴過藥的植株，作為家庭製劑的材料。

　　葉片酊劑：每次30-60滴，一日3次。

　　根酊劑：每次30-60滴，一日3次。

▶ 注意事項

蒲公英通常是很安全的，但任何對菊科豬草屬植物過敏的人都應該避免使用。有腎臟問題、膽囊問題或膽結石的病患，應該先諮詢過醫生後再服用。

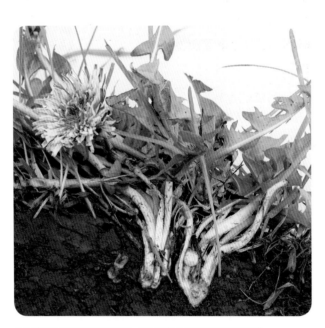

大家都以為西洋蒲公英是雜草，但其實是非常有價值的藥用植物。

俗名	學名	使用部位	適應症
西洋蒲公英	*Taraxacum officinale*	葉片、根	關節痛、肌肉痛、幫助消化、利尿

枸杞

強身健體的小紅果

製造商往往會大肆宣傳枸杞子產品的保健功效，簡直好得難以置信。針對枸杞子特定益處的研究仍在進行，但目前已知的是枸杞子富含抗氧化物。枸杞汁可能也是一種溫和的調理素。

▶ 取得與使用

目前市售的枸杞大都來自中國。枸杞在亞洲中部與西部都有廣泛栽植，每個市場都有零售。

果汁：枸杞汁需要冷藏。一項臨床試驗設計的枸杞汁

服用量為每天120毫升，這是中醫用藥的標準劑量。

茶飲：中醫建議每天飲用以水萃取的枸杞茶（相當於2大匙乾燥根皮加1/2杯水）來降低高血壓，治療糖尿病則是每日服用上述劑量的1/3至1/2。

膠囊：每天服用500毫克的膠囊，一天1-3次。

▶ 注意事項

除非醫生推薦，否則正在接受化療或放射線治療的病患應該避免食用枸杞。服用降血壓藥物或糖尿病藥物的人，也應該先諮詢後才使用。枸杞可能會增加抗凝血藥物（例如華法林，warfarin）的活性，因此應避免同時使用。

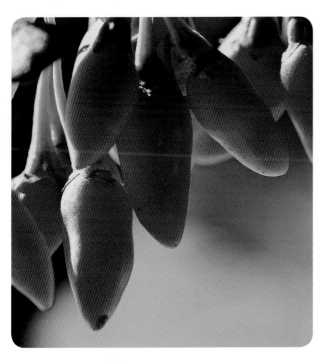

枸杞英名狼莓，又名向陽子、地骨。

俗名	學名	使用部位	適應症
枸杞	*Lycium barbarum*（寧夏枸杞）、*L. chinense*（枸杞）	果實	消炎、保健

薑黃

鮮豔療方

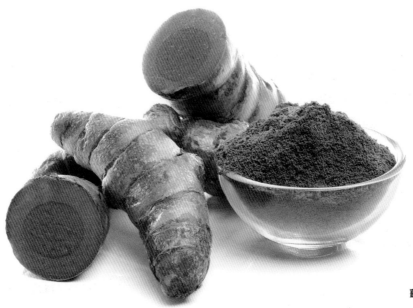

薑黃（*Curcuma longa*）

薑黃可用於治療關節疼痛、消化與肝臟問題和皮膚問題。藥草學家推薦用薑黃治療消化不良和腹瀉，以及發炎性腸道疾病。薑黃的其他功能還包括處理皮膚問題（例如溼疹和牛皮癬）、預防心血管疾病和癌症，以及降低血膽固醇濃度。

▶ 歷史

印度阿育吠陀醫學和尤那尼傳統醫學（Unani）使用薑黃已有至少2500年歷史，主要是用來治療消化與肝臟問題、皮膚感染與過敏，以及關節炎。傳統中醫會使用薑黃對治腹痛、黃疸和月經問題。

▶ 取得與使用

薑黃是很適合養在陽台上的盆栽，可以到專賣藥草的苗圃購買。許多熱帶國家都有栽培，其中印度和中國是全球主要供應國。

茶飲：將1小匙薑黃加入2杯沸水，浸泡10分鐘。過濾。可以加入蜂蜜或（和）檸檬調味。

膠囊：一天服用2-3公克的薑黃，以攝取60-100毫克的薑黃素，這是典型印度飲食一天會攝取的量。

標準化萃取物：購買保證含特定含量薑黃素（標示上有時會寫成類薑黃素）的薑黃萃取物。在大部分關於薑黃萃取物的研究中，受試者每天會攝取1-2公克的薑黃素，分成2-3次服用。

俗名	學名	使用部位	適應症
薑黃	*Curcuma longa*	根部、地下莖	肌肉疼痛、類風濕性關節炎、幫助消化

柳樹皮

止痛樹皮

白柳（*Salix alba*）和其近親杞柳（*S. purpurea*）與刺毛柳（*S. fragilis*）的樹皮都富含柳酸苷（亦稱水楊苷），這種化學物質在人體內會轉化為柳酸（亦稱水楊酸），非常接近全球使用最普遍的藥物阿斯匹靈的成分。柳樹皮對腸胃道的副作用比阿斯匹靈更少。近年來的研究確定了柳樹皮也含有其他抗氧化、抗菌和能促進免疫力的化合物。現代草藥學建議使用柳樹皮來治療背痛、骨關節炎、風濕痛、扭傷、牙痛、頭痛、發燒、感冒和流感。

見古識今

●	公元前四世紀	希波克拉底記錄了以柳樹皮和柳葉治療頭痛、疼痛和發燒。
●	公元1838年	巴黎索邦大學的義大利化學家R.皮里亞將柳酸苷轉化為柳酸。
●	1853年	法國化學家C.熱拉爾製造出乙醯柳酸，但後來捨棄了他的發現。
●	1899年	德國化學家F.霍夫曼發現了熱拉爾的配方，阿斯匹靈於是問世。

▶ 取得與使用

不同種柳樹的柳酸苷含量差異很大，因此止痛的效果也會隨茶飲和產品而異。

茶飲：1小匙柳樹皮加1杯水，小火煮10分鐘。過濾。可依喜好添加蜂蜜。每次喝一杯，一天2-3次。

萃取物：購買柳酸苷含量經標準化的柳樹皮產品；每天服用柳酸苷含量相當於120-240毫克的劑量，分2-3次服用。可能要一週後才會見效。

▶ 注意事項

使用柳樹皮的風險與服用阿斯匹靈類似，因此不可讓發燒的孩童使用，以免引發雷氏症候群。孕婦、哺乳中的婦女以及會過敏的人也不可使用。

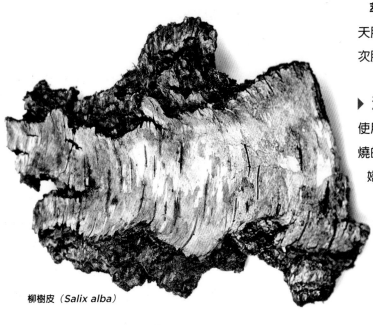

柳樹皮（*Salix alba*）

俗名	學名	使用部位	適應症
柳樹皮	*Salix alba*（白柳）、*S. purpurpea*（杞柳）、*S. fragilis*（刺毛柳）	樹皮	頭痛、背痛、骨關節炎

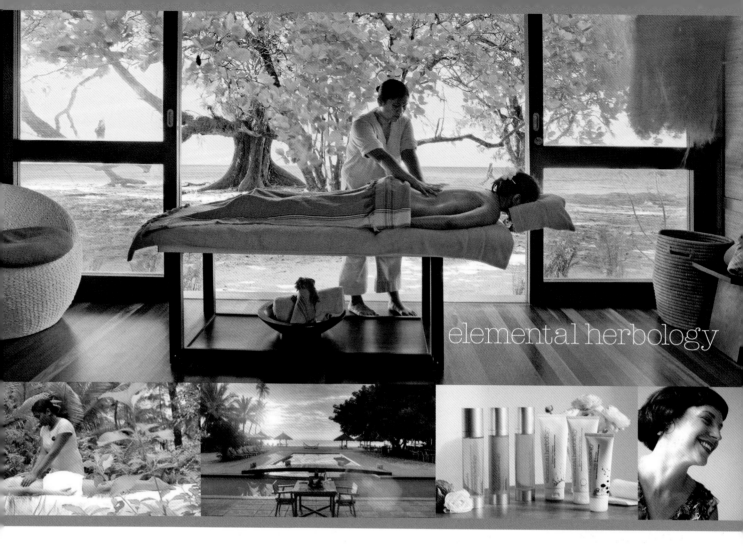

The Wellbeing Spirit of Five Elements
Ultimate Luxury Seasonal Spa Experience

全球Spa與肌膚保養權威Elemental Herbology源自英國倫敦，創辦人Kristy Goodger擁有針灸與傳統草藥學背景，並結合中醫五行理論和西方芳香療法，跳脫以往保養觀念，將肌膚保養美學融於生命的一環。尋求生活與肌膚的平衡同時在生活上提供奢華寵愛的感受，並為香港東方文華酒店Spa指定使用品牌。

奢華五行Spa療程更榮獲東非奉行一島一Resort主義的塞席爾德羅什島（Desroches Island）青睞。這個面積320公頃的小島，六星級的Desroches Island Resort是島上唯一擁有絕世沙灘及提供Elemental Herbology護膚療程的度假勝地，天堂景緻亦擄獲英國威廉王子和凱特王妃芳心。

"德羅什島（Desroches Island）選擇Elemental Herbology的原因包含其所有產品均於英國製造，Elemental Herbology嚴格監督所有產品原料的收成與製造，確保所有產品100%不含人工香精、色素、礦物油、硫酸鹽起泡劑和parabens防腐劑，外包裝亦採用可回收材質和具有生物可分解特性。Elemental Herbology同時支持並與環保再生計畫合作來幫助自然環境及當地社會，例如「摩洛哥堅果專案」、歐盟有機認證及南非天然產品貿易協會，這完全符合德羅什島（Desroches Island）堅守的環境道德倫理。Elemental Herbology運用五行理論的四季保養哲理，正是最棒的Spa療程選擇！"

-Renee Leslie, 德羅什島（Desroches Island）總經理

Now, 一同親身體驗Elemental Herbology!

台北 永康旗艦店	02-2322-2200	台北 SOGO復興館B1	02-8772-0080
台北 中山概念店	02-2552-7008	台北 新光三越信義A11館1F	02-2723-8367
台北 微風南京店1F	02-2717-1011	台中 勤美誠品綠園道2F	04-2320-1100
台北 誠品松菸店1F	02-6639-5520	高雄 漢神巨蛋購物廣場3F	07-522-6737

客服專線：0800-011-010　www.1010hope.com　f 10/10 HOPE

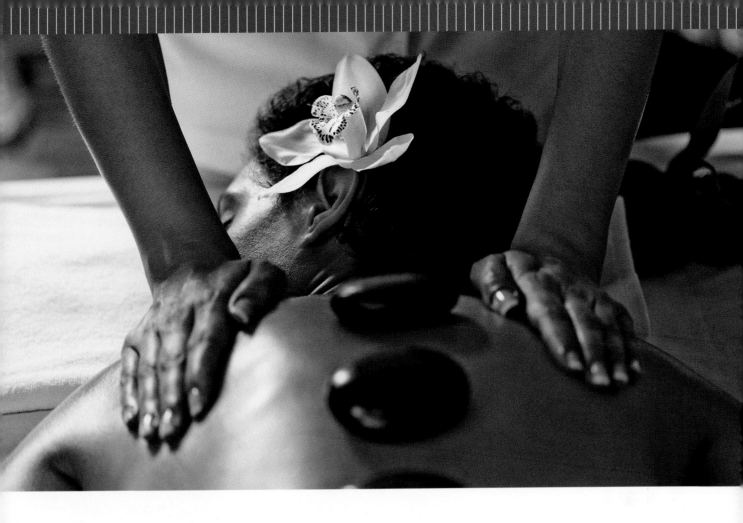

DIY
按摩療法

自我按摩技法可舒緩緊繃、放鬆抽筋的肌肉，並紓解壓力。找個安靜舒服的地方坐著，用少許油潤滑一下手指，便可嘗試以下技巧。

放鬆肩膀：將右手放在左肩與脖子之間的部位（用左手支撐右手肘）。用力擠壓、揉捏肩膀與鎖骨末端之間的大條肌肉與組織。花一兩分鐘慢慢地來回按摩，然後換邊。

按摩雙手：用右手的大拇指和食指，輕輕搓揉左手手指間與大拇指間多肉的部位。接著從指節朝指尖捏捏每個手指。最後用大拇指在掌心各處用力畫圈。在右手重複相同步驟。

實用按摩油

想享受舒緩放鬆的按摩，將2-3滴薰衣草精油混合1大匙甜杏仁油、葡萄籽油或荷荷芭油。用這款混合油按摩手臂、雙手、雙腿和雙腳，給自己舒緩的按摩享受。

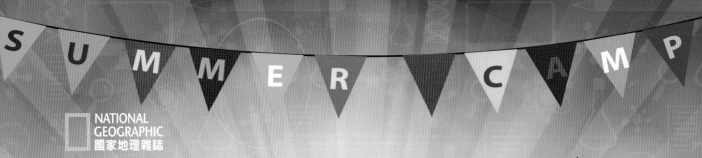

SUMMER CAMP

NATIONAL GEOGRAPHIC 國家地理雜誌

2016國家地理暑期科學營

今年暑假讓孩子成為國家地理小小探險家
重新認識大自然與科學的奧妙

課程企劃

- **驚奇科學大解密**：從經典童話故事和藝術世界裡學科學
- **小小法布爾**：探索六足王國、實地戶外觀察
- **寰宇天文**：穿越太陽系，打開宇宙視野
- **史前世界**：重返地球史前時代認識恐龍、化石清修DIY
- **汽車原理好好玩**：由繁化簡，建造屬於自己的汽車

營隊時間

第一梯次：**2016/ 7/18**(一) ~ **7/22** (五)　　第二梯次：**2016/ 8/1**(一) ~ **8/5** (五)

上課地點

國立臺灣大學地質科學系

報名資訊

【報名費用】訂戶：9,900　非訂戶：10,900
兩人同行享訂戶價：19,800（原價21,800元）

瞭解更多

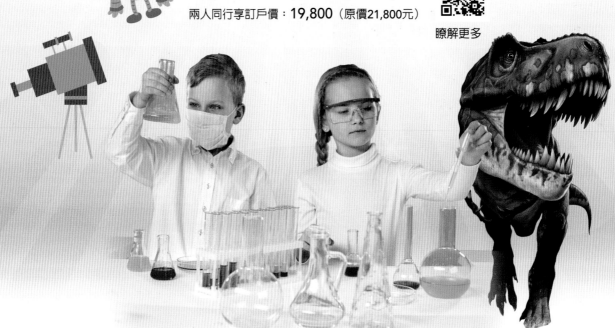

主辦單位：大石文化 Boulder Media an IDG company　　媒體協辦：NATIONAL GEOGRAPHIC 國家地理雜誌　　協辦單位：Earth Sciences Foundation 地球科學基金會

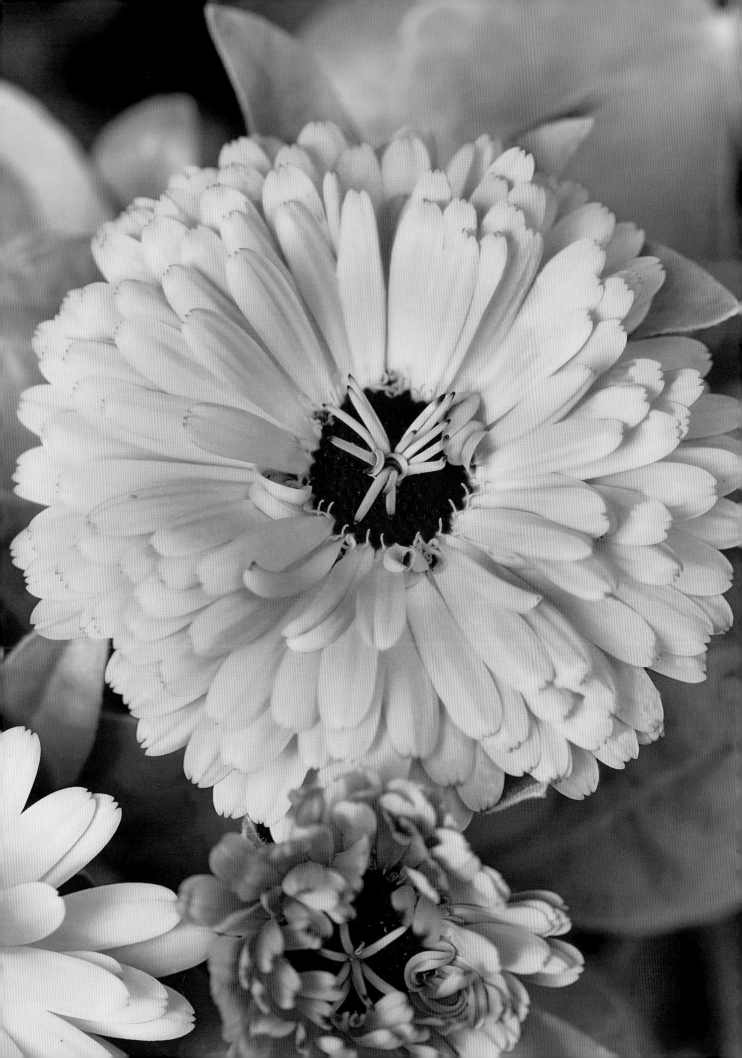

第六章

容光煥發好氣色

皮膚

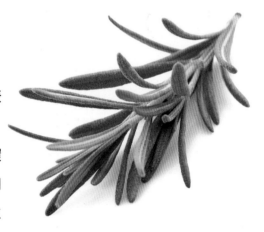

既薄、具有彈性又相對強韌的皮膚，絕非只是一層表皮而已。皮膚上布滿了微小的受體，可感知碰觸、壓力和疼痛，其實就是感測器，能監測身體周遭環境以及接觸到的一切。皮膚還有微血管、汗腺與毛髮，功能如同溫度調節器，隨時準備散熱或蓄熱，以調節體溫。皮膚還是防水的屏障與保護層，是抵禦外在世界的第一道防線。但儘管皮膚十分強韌，還是很容易在日常生活中發生瘀傷、燙傷和擦傷。也可能因為過敏、疾病、曝曬與壓力，而產生紅腫、皮疹、蕁麻疹甚至瘡瘍。

古代治療師總是從植物身上尋求解決這些問題的辦法，他們處理皮膚問題的方式包括植物葉片或果實壓榨出來的油，植物的花、果、根、葉等部位混合油脂製成的油膏，以及藥草浸泡熱水熬煮而成的浸劑。時至今日，現代藥草專家依然會用植物來清潔、治療或舒緩皮膚的症狀。

焦點療方：蘆薈
酪梨
金盞花
椰子油
一枝黃花
膠草
薰衣草
燕麥片
迷迭香
澳洲茶樹
金縷梅
洋蓍草

DIY：磨砂膏

左頁：金盞花別名「金盞菊」。
上：迷迭香（*Rosmarinus officinalis*）

蘆薈

皮膚療癒專家

蘆薈原生北非及地中海沿岸地區，是大眾最熟悉的藥草之一。將採下的葉片切開之後，露出的透明黏膠能有效舒緩傷口與燙傷、加速痊癒，還能降低感染的風險。

外敷使用，能立即舒緩燙傷、曬傷、受刺激的皮膚、刮傷和輕微的傷口。蘆薈能有效緩解生殖器疱疹與牛皮癬的發生。蘆薈膠所含的活性成分能減少疼痛與發炎，並刺激皮膚修復。蘆薈膠和蘆薈汁（取自蘆薈膠）內服，可治療骨關節炎、胃潰瘍、腸躁症以及氣喘。研究指出，蘆薈汁可能有助於糖尿病患者降低血糖、促進傷口痊癒。

▶ 歷史

蘆薈已經有好幾千年的栽植歷史，起源地早就難以考究。普遍為人所接受的理論是蘆薈源自加納利群島，再由早期的航海商人帶到地中海區域。

大約在2000年前，蘆薈就已經遍布整個地中海區域了。羅馬皇帝尼祿的軍隊中有位名叫迪奧斯克里德斯的醫生，曾在其醫學手冊《藥物論》中提到蘆薈。

近期有項研究提出的理論是，蘆薈可能起源自阿拉伯半島南部。那裡曾是古代世界重要的藥用植物貿易中心，隨後再由該地散布到整個埃及帝國。在古埃及，蘆薈被視為不朽的植物。據說希臘哲學家亞里斯多德曾

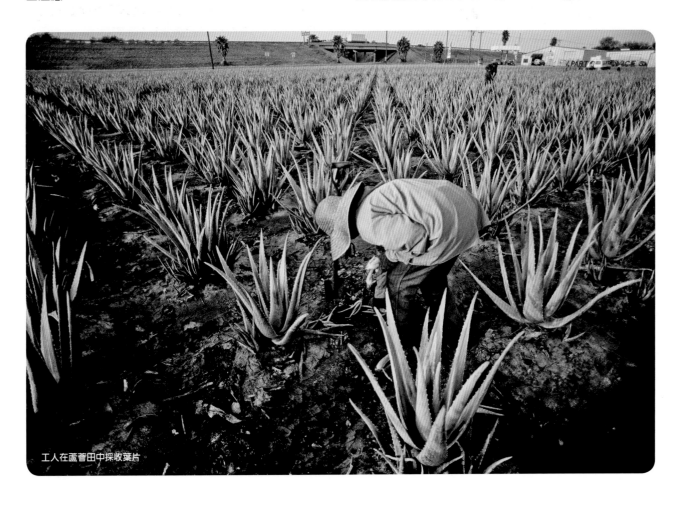

工人在蘆薈田中採收葉片。

力促其學生亞歷山大大帝征服非洲之角（即索馬利亞半島）海外的群島，以取得那裡生長的蘆薈，做為軍隊的醫療備品。傳說，埃及豔后克利奧佩脫拉在每天例行美容保養時，都要用蘆薈膠按摩肌膚。公元10世紀時，蘆薈已經進入歐洲的藥草世界。蘆薈膠外敷可舒緩並治療傷口，維持皮膚健康。藥草專家也會開立蘆薈做為內服藥，治療胃病、失眠、痔瘡、頭痛、牙齦問題以及腎臟疾病。蘆薈乳汁更是治療便祕的藥方。

▶ 取得與使用

如今，蘆薈已經是美國家家戶戶最常種植的藥用植物了。蘆薈膠製品相當普及，但許多人認為直接取自新鮮切開的葉片，效果最好。蘆薈更是非處方箋皮膚護理用品中的常見成分。

蘆薈膠：若有燙傷或其他皮膚問題時，每天在皮膚上塗抹數次。結腸炎患者可每日服用2次25-30毫升（約2大匙)的蘆薈膠。糖尿病患者每天服用10-20毫升（約1大匙）。請依照製造商指示。

▶ 注意事項

蘆薈外用安全無虞。重要的是，應購買由蘆薈葉內切片製成，或不含蘆薈素的蘆薈膠製品。含有蘆薈素的蘆薈汁可作為緩瀉劑，會刺激腸道，長期使用可能導致電解質流失，腸道也會依賴蘆薈汁才能發揮正常的功能。急性或嚴重消化道症狀的患者不可服用蘆薈汁。孩童與孕婦、哺乳中的女性都不可內服蘆薈。

採收方式

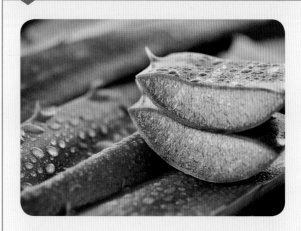

蘆薈喜歡乾燥環境，在排水良好的貧瘠礫質土壤就能長得很好。需要的水分不多，但要有大量的日照。蘆薈園中的蘆薈是種成一排排的，每英畝有時可種到多達5000株。一般來說，蘆薈每年可採收四次，每次摘下植株外側的二到三片葉子。從前，新採收葉片的加工多靠傳統方式，現在幾乎已全為機械取代。德州南部與墨西哥都有大規模的商業栽種，供應全球的化妝品與營養補充品市場。

俗名	學名	使用部位	適應症
蘆薈、吉拉索蘆薈	*Aloe vera*	葉片	燙傷、乾癬、結腸炎

椰子油

肌膚的最佳拍檔

許多人聽到椰子就會聯想到度假時的愉悅跟放鬆，但椰子油也是修復各種皮膚問題的天然良藥，包括皮膚乾燥、皮膚癢、香港腳、癬、尿布疹和濕疹。椰子油含有月桂酸，具有抗病毒與抗黴菌的效果。頭髮護理也是另一個潛在的應用領域，研究指出椰子油能有效驅除頭蝨。

近年來，椰子油儼然成為仙丹妙藥，號稱能減重甚至治療心臟病等。這些說法已經有人開始研究，不過椰子油在皮膚保養方面的效果是*毋庸置疑*的。

▸ **歷史**

椰子樹生長在全球熱帶地區。科學家認為最早開始栽植椰子的地方主要有兩個：東南亞島嶼、印度沿岸地區及近海島嶼。椰子在古代的用途很多，既是食物，也是燃料和藥物。

▸ **取得與使用**

有些椰子油的標籤會註明「初榨」，但請注意，所謂初榨椰子油並不像初榨橄欖油一樣，有業界明定的標準。一般而言，這只代表未經加工。椰子油可保存於室溫中而不會腐敗。不過溫度若低於攝氏24度就會凝固。

皮膚保養：每天用一元硬幣大小份量的椰子油塗抹並按摩手掌、手臂、雙腿與雙腳。

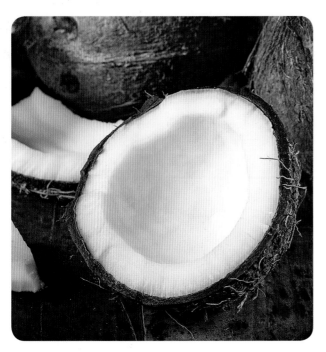

椰子油從成熟椰子的果肉萃取而來。

俗名	學名	使用部位	適應症
椰子、可可椰子	*Cocos nucifera*	油	滋潤劑、頭髮護理

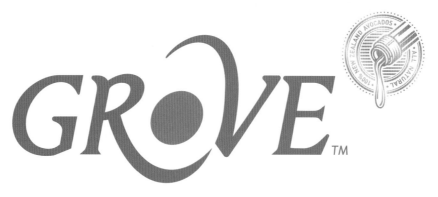

GROVE™

AVOCADO OIL
冷壓初榨酪梨油

Grove is your
Number 1
Avocado Oil
for Taste

Grove冷壓初榨酪梨油

來自紐西蘭豐盛灣的高品質酪梨

果肉以單一初榨的程序精密冷壓

提供您最純粹、營養價值高的酪梨油

多種風味

讓您在料理上有更多創作選擇

 紐西蘭與澳洲
國立心臟基金會標章認證

 紐西蘭Bio Gro有機認證

 紐西蘭正統希伯來猶太認證

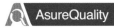 紐西蘭食品安全認證

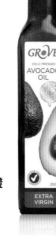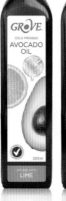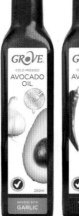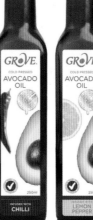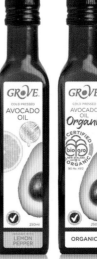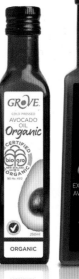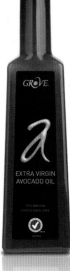

酪梨

膚如凝脂

酪梨亦稱為「油梨」、「牛油果」，這樣的綽號正適合這種全世界油脂最豐富的水果，因為酪梨擁有含量驚人的健康單元不飽和脂肪。酪梨也是纖維與蛋白質（比任何水果都多）的優質來源，更富含鉀和葉酸鹽。葉酸鹽是一種水溶性維生素B，有助於預防會導致癌症的DNA變異。

由於富含油脂與維生素，酪梨從很早以前就被用來舒緩皮膚受刺激後的反應，也能滋潤乾性皮膚。有人會使用酪梨來緩解乾癬、濕疹以及香港腳（足癬）的症狀，但目前仍需要更多科學研究才可完全支持這些說法。

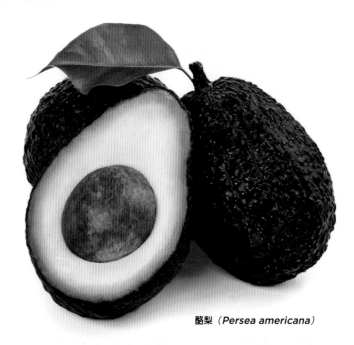

酪梨（*Persea americana*）

▶ 取得與使用

酪梨原生中美與南美洲，當地人種植酪梨已有數千年歷史。考古學家在祕魯發現了和印加木乃伊葬在一起的酪梨種子，歷史可追溯至公元前750年。而墨西哥在公元前500年就開始栽種酪梨了。這種油滋滋的水果也是優質的食物。各地食品商店都有酪梨販售，買回家後可以自己調配皮膚保養品。含酪梨成分的護膚及美髮產品同樣四處可見。

皮膚乾燥：將幾片成熟的酪梨壓碎，直接塗抹在皮膚上。留置20分鐘後清洗乾淨。

▶ 注意事項

食用酪梨對大多數人安全無虞。不過由於酪梨熱量很高，因此適量食用非常重要。

食在健康

酪梨哈密瓜奶昔

將1顆成熟酪梨的果肉、1杯哈密瓜丁、1顆萊姆的果汁、1杯杏仁奶或豆奶、1杯零脂無糖優格、1/2杯柳橙汁混合，放入果汁機攪打均勻。冰冰涼涼地上桌。

俗名	學名	使用部位	適應症
酪梨、鱷梨、油梨	*Persea americana*	果實、油脂	皮膚保養、香港腳

金盞花

小黃花大功用

以一棵漂亮的小植物來說，金盞花容納了強大的健康元素，能讓皮膚更快癒合。藥草專家會建議使用金盞花乳液、乳霜和軟膏治療皮膚乾裂、濕疹、輕微割傷與燙傷、尿布疹、蚊蟲咬傷、痔瘡、香港腳以及靜脈曲張。

金盞花內服可緩解喉嚨感染、促進消化，並治療胃潰瘍和十二指腸潰瘍。近期研究指出，乳癌患者服用金盞花能避免在放射治療期間發生皮膚炎。

▶ 歷史

至少從公元12世紀開始，就有人將金盞花花瓣用於醫療用途。傳統上會以內服金盞花製劑的方式治療發燒、胃部不適、潰瘍等症狀。不過金盞花的主要用途其實是外用，可治療皮膚問題以及輕微傷口的感染。

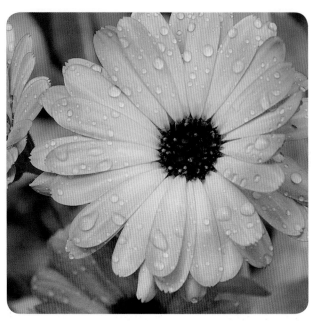

人類栽種金盞花有數百年的歷史。

▶ 取得與使用

見古識今

- ● **1100年代** 歐洲各地的庭園開始種植金盞花。
- ● **1477年** 梅瑟的《藥草》（Herbal）記載了金盞花可改善視力、排解「不良情緒」。
- ● **1699年** 《鄉間農場》（The Countrie Farme）一書記載金盞花有助於治療「頭痛、黃疸、紅眼、冷熱病」。
- ● **1860年代** 美國南北戰爭期間，軍醫使用金盞花止血。

金盞花遍及全球各地的庭園，從副北極地區到熱帶地區都可見。花朵和整個植株皆可入藥。新鮮採下的植株可用於製作酊劑或進行萃取。乾燥的花朵則通常用於製作茶飲。

外用製劑：許多皮膚護理產品皆含有金盞花萃取物，包括肥皂、乳霜、軟膏、油膏和乳液，濃度則各有不同。每天塗抹製劑3-4次，即可治療輕微的皮膚問題。

俗名	學名	使用部位	適應症
金盞花	*Calendula officinalis*	花朵	皮膚乾燥、皮膚炎、割傷、擦傷

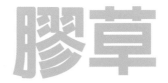

膠草

野葛剋星

有些植物有治療效果，有些則否。野葛、毒櫟和毒漆樹這三種就屬於後者。這幾種惡名昭彰的植物含有一種名為「漆酚」的油，會引發皮疹，同時發癢、起水泡。為了舒緩症狀，可向另一種植物求助：膠草。膠草又名「黏苞草」，已證實能有效治療這些有毒植物引發的疹子，可以鎮定止癢並修復皮膚。

健康處方

自製膠草酊劑
在玻璃罐中裝入約10公克的粉狀乾燥膠草花，加入3大匙清水和6大匙酒精。密閉蓋好後存放2週，每天都要搖一搖。濾出藥液，倒入密封玻璃罐中保存。碰到野葛或毒櫟而起疹子時，在患處塗上薄薄一層藥水。

▶ 歷史

膠草原生南、北美洲，除了緩解野葛反應在內的多種皮膚症狀外，亦廣泛用於治療支氣管炎和氣喘。西方醫學原本並不認同膠草的療效，直到19世紀中期，膠草成為常見的藥草後才有所改變。

▶ 取得與使用

市面上可購得乾燥、磨成粉的膠草花朵，也有酊劑和膠囊。含膠草成分的軟膏和磨砂膏可用來治療野葛的接觸性紅疹。

酊劑：在碰到野葛或毒櫟的患處薄薄抹上一層藥水，一日約4次。

浸泡液：想緩解感冒和咳嗽症狀，在1杯沸水內加入1小匙乾燥膠草。浸泡10-15分鐘。每日飲用2-3次。

▶ 注意事項

膠草產生副作用的案例很少，因此對大多數人來說安全無虞。但懷孕或哺乳中的婦女應避免使用。

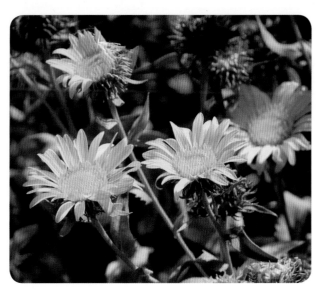

膠草能治療野葛引發的疹子。

俗名	學名	使用部位	適應症
膠草	*Grindelia camporum*（彎曲膠草）、*G. robusta*（大膠草）	花梢、葉片	野葛／毒櫟接觸反應、上呼吸道感染

薰衣草

舒緩香氣

壓力過大和焦慮時，薰衣草的香氣能讓人覺得舒緩而放鬆。薰衣草一直都是緩解壓力與失眠的良方，用於皮膚保養也有悠久的歷史。薰衣草的分布遍及地中海地區、印度和西藏，因為能消毒抗菌以及芬芳香氣而備受珍視。直到如今，藥草專家仍推薦以薰衣草治療輕微的皮膚症狀，例如黴菌感染、割傷與擦傷，甚至濕疹。

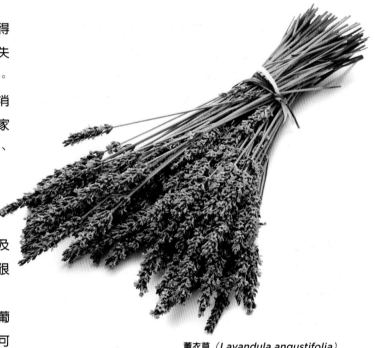

薰衣草（*Lavandula angustifolia*）

▶ 取得與使用

薰衣草原本生長在地中海一帶的山區，但如今已經擴及整個南歐、澳洲和美國。很多人在家種植，市面上也很容易買到整株乾燥花、精油、花茶、酊劑和萃取物。

外用油：將3-5滴薰衣草精油加入1小匙甜杏仁油或葡萄籽油。若要治療如香港腳等黴菌感染和蚊蟲咬傷，可直接塗抹在患處，一天2次。

浸泡液：將1大匙乾燥的薰衣草花浸在1杯沸水中，放置15分鐘。冷卻後濾出藥液。可濕敷（蓋住患處15分鐘）或輕輕拍在割傷或擦傷處，即可溫和抗菌。

▶ 注意事項

一般而言，大部分的人使用薰衣草都沒什麼問題，但也有案例指出，塗抹後會刺激皮膚。口服薰衣草油是會中毒的。

健康處方

薰衣草油膏

將1/4杯乳油木果油、1大匙甜杏仁油以及4小匙磨碎的蜂蠟放入雙層鍋的上鍋。慢慢加熱至材料融化。關火，加入12滴薰衣草油以及一顆維生素E膠囊的內容物。攪拌至均勻。倒入不透光的小型密封玻璃罐儲存。

俗名	學名	使用部位	適應症
薰衣草	*Lavandula angustifolia*	花	皮膚護理、舒壓、失眠

燕麥片

健康的起點

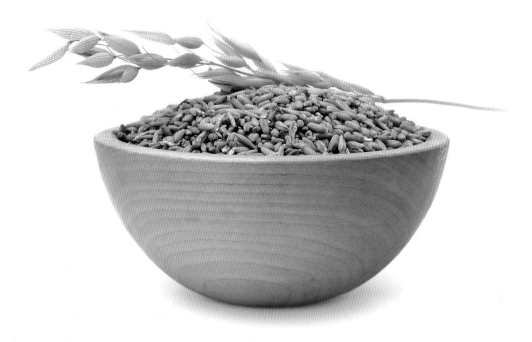

想要健康地展開每一天，來一碗燕麥片是最棒的方式了。燕麥富含有益循環與消化系統的成分。燕麥磨砂膏還是呵護肌膚最健康的方法之一。自然治療師推廣使用燕麥緩解皮膚不適症狀，包括發癢、乾燥、出油、濕疹、皮膚炎、蚊蟲叮咬以及碰觸野葛引起的紅疹。

燕麥具有名為燕麥醯胺的化合物，能阻擋發炎性化合物和組織胺的釋出，減少發紅與發癢症狀，進而舒緩皮膚發炎情況。燕麥亦具有抗病毒和抗黴菌的特性，因此能有效對抗水痘、帶狀皰疹和癬所引起的搔癢。

洗髮精、軟膏和乳液，在皮膚護理商品區也可找到已調製好的細研磨燕麥膠。

沐浴：將1杯燕麥片倒入食物處理器研磨成細粉。將燕麥粉倒入放滿溫水（不燙）的浴缸中，泡15分鐘後即可舒緩皮膚癢。

外敷燕麥泥：將4杯燕麥片研磨成細緻的粉末。加入1/2杯小蘇打粉或玉米粉。加入1/2杯水，調和成膏狀。塗抹在患部，靜置乾燥30-60分鐘，然後用冷水洗淨。

▸ 取得與使用

各地生鮮超市都買得到各式各樣的燕麥製品，有肥皂、

俗名	學名	使用部位	適應症
燕麥片	*Avena sativa*	葉片、花、果實	止癢、皮膚炎、癬

迷迭香

皮膚清潔溜溜

氣味芬芳的迷迭香是真正的多功能藥草。將迷迭香精油塗抹在皮膚上，已知有抗菌、抗黴菌、抗寄生蟲以及溫和止痛的特性。亦可外用治療肌肉疼痛和關節炎，並改善血液循環。德國E委員會曾檢驗各種藥草的安全性與效用，也認證迷迭香能治療上述症狀。

▶ 取得與使用

取得新鮮迷迭香最好的方法，就是直接去園藝中心購買

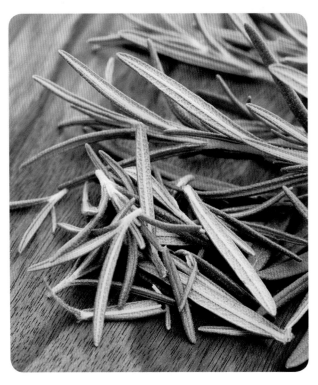

芬芳的迷迭香可用於烹飪，亦可入藥。

特別注意

迷迭香葉可安全食用，是烹飪的重要原料。然而，迷迭香精油卻並非無害。服用迷迭香精油可能會引發癲癇，對肝臟與心臟也可能產生毒性，因此僅應在專業醫護人員指導下使用。在懷孕期間用迷迭香為食物調味沒有問題，但不建議做為藥物使用。

盆栽。包括西班牙、葡萄牙和法國都有迷迭香的商業栽種，這些都是迷迭香的天然分布地區。

乳霜、軟膏與油膏：許多外用產品都含有濃度不等的迷迭香精油，可治療皮膚問題，例如輕微的細菌或黴菌感染。依照製造商指示，每日塗抹在皮膚、關節或肌肉上。

精油：香氛療法利用迷迭香精油強化心靈專注力。若要外用，將10滴迷迭香精油倒入約30毫升的基底油（橄欖油、荷荷芭油、杏仁油或杏子油）中，即可外用。

茶飲：在一杯熱水中加入1-2小匙乾燥的迷迭香葉。蓋上蓋子放10分鐘，然後過濾。每日飲用1-3杯。

膠囊：一般而言，每天可攝取1-2次含量為500-1000毫克的膠囊。請依照指示使用。

俗名	學名	使用部位	適應症
迷迭香	*Rosmarinus officinalis*	葉片	消毒、局部抗氧化、抗菌

澳洲茶樹

南方大陸的妙藥

茶樹油具強效的抗菌和抗黴菌成份。主要用於預防與治療皮膚感染。藥草師建議用於治療青春痘、癤、疣、香港腳、癬、灰指甲、頭皮屑、頭蝨、陰道念珠菌感染、牙周病、濕疹、牛皮癬等。

　　茶樹油可能對抗生素抗藥性菌株有抑制效果，包括抗甲氧苯青黴素金黃色葡萄球菌（MRSA）、皰疹病毒，但仍須更多研究證實。

▶ 取得與使用

澳洲有商業栽植的茶樹園，也是許多乳霜、軟膏、肥皂、洗髮精甚至牙膏中的常見成分。許多保健食品商店都可購得茶樹油。

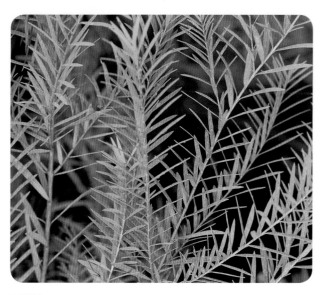

澳洲茶樹的纖細葉片是茶樹油的來源。

健康處方

香港腳軟膏

將1滴薰衣草油、2滴茶樹油和1小匙橄欖油混合。緩慢攪拌。用棉花棒塗抹在足部感染部位，每天數次。為了避免滑倒，穿上乾淨的棉襪會比較好。這種天然的殺黴菌藥亦可用於指甲底下的感染處。

乳霜或凝膠：茶樹油濃度5%的製品可抑制青春痘，效能和常見的藥物過氧化苯甲醯一樣好，但副作用可能更少。

▶ 注意事項

茶樹油是經過濃縮的，使用前務必稀釋，若無醫師指示，亦不可用於眼睛、口鼻或生殖器官等敏感部位。茶樹油絕不可內服，否則可能會中毒。也有產生過敏反應與接觸性皮膚炎的案例發生。塗抹過茶樹油後若皮膚出現發紅、發癢或產生分泌物的狀況，應立即停止使用、並諮詢醫護人員。

俗名	學名	使用部位	適應症
茶樹、澳洲茶樹	*Melaleuca alternifolia*	葉片	抗黴菌、抗菌、齒齦炎、頭皮屑

金縷梅

天然收斂水

金縷梅蒸餾液向來是家庭醫藥箱的常備用品，這是少數幾種從原生野外植物提煉而成並且容易取得的商業藥品。原因為何？因為金縷梅的葉片、樹皮及細枝條中含有可治療多種肌膚不適症狀的單寧。

含金縷梅的外用製劑有很多種，可替輕微割傷與擦傷止血，亦可舒緩發炎的黏膜組織和皮膚，如濕疹，對靜脈曲張和痔瘡也有縮小患處與減緩症狀的效果。

▶ 取得與使用

金縷梅水可以在藥房購買，自家種植亦非難事。

萃取物：各種金縷梅製品都是從葉片、樹皮和細枝條的蒸餾液開始。添加了金縷梅水的軟膏或乳霜可直接擦在皮膚上。

液體製劑：將要使用的植物部位浸泡在水中，再加以

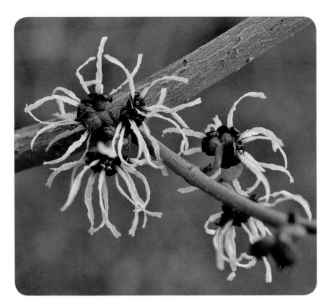

金縷梅的花在秋末冬初盛開，花瓣如黃色絲帶。

蒸餾，即可得到金縷梅水。藥草專家所使用的金縷梅酊劑和製劑，濃度通常比金縷梅水高。

▶ 注意事項

雖然金縷梅製劑可以口服，但大量攝取單寧化合物依然是有風險的，因為可能會引起胃部不適、腎臟或肝臟受損，或妨礙維生素和礦物質的吸收。

見古識今

● **1744年** 美國的C.寇登醫師記載以金縷梅藥湯治癒了「失明症」。

● **1846年** 美國藥劑師T.旁氏推出一款金縷梅專利藥物：旁氏金緻乳霜（Pond's Golden Treasure）。

● **1882年** 《美國藥典》收錄了金縷梅萃取液（於1914年刪除）。

● **1915年** 美國詩人羅伯·佛洛斯特在詩作〈不情願〉（Reluctance)中悲嘆金縷梅花的凋萎。

俗名	學名	使用部位	適應症
金縷梅	*Hamamelis virginiana*（北美金縷梅）、*H. vernalis*（春金縷梅）	葉片、樹皮、細枝條	抗菌、輕微割傷、痔瘡

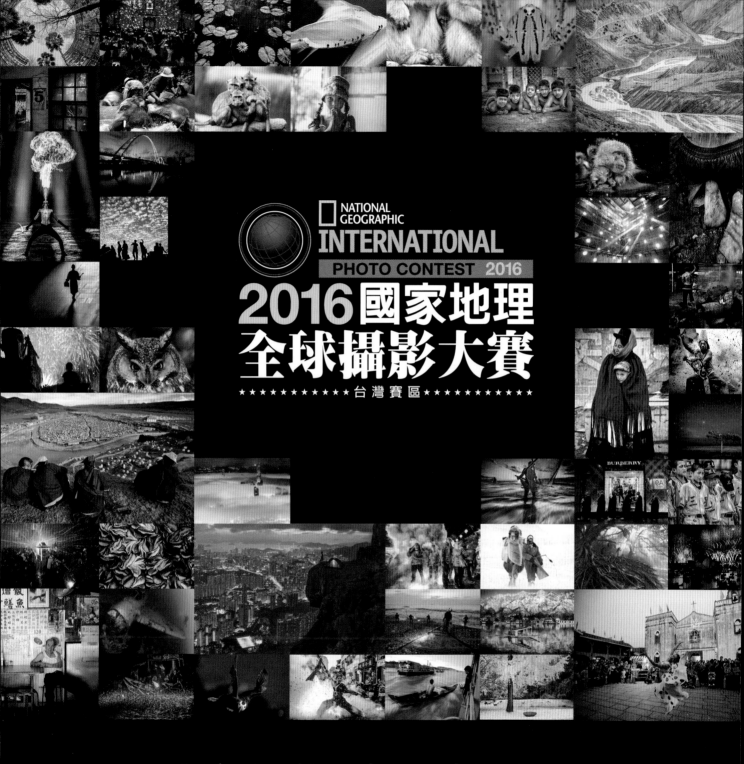

NATIONAL GEOGRAPHIC
INTERNATIONAL
PHOTO CONTEST 2016
2016 國家地理
全球攝影大賽
★★★★★★★★★★★台灣賽區★★★★★★★★★★★

成為下一位國家地理攝影師吧！

年度影像盛事

Coming soon

一枝黃花

維持皮膚健全

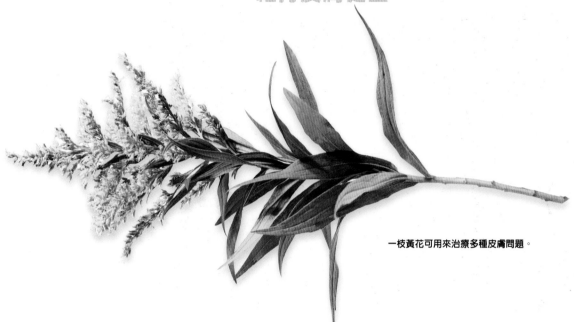

一枝黃花可用來治療多種皮膚問題。

一枝黃花在傳統上有多種用途：止痛、尿道保健、關節炎治療、緩解濕疹和其他皮膚問題。有少數動物實驗與試管研究證實一枝黃花有助於減緩發炎、緩解肌肉痙攣、對抗感染並降血壓。一枝黃花的功能似乎類似利尿劑，在歐洲用來治療尿道發炎，以及預防或治療腎結石。

▶ 歷史

一枝黃花的屬名為 *Solidago*，意思是「使之完好」，而這也是一枝黃花從古至今的用途。許多種類的一枝黃花原生地是北美洲，美洲原住民會將一枝黃花的葉片作外用處理，用於修復傷口、緩解濕疹、關節炎與風濕痛。在民俗療法中，還可當作漱口水，治療口腔與喉嚨發炎。

▶ 取得與使用

市面上有各式各樣的一枝黃花製劑，包括乳霜、軟膏、萃取物和乾燥藥草（用於泡茶或製成膠囊）。

乳霜：外用塗抹於皮膚，並依照製造商的建議用法。

茶飲：1杯沸水加1小匙乾燥的一枝黃花。浸泡5-10分鐘後飲用。茶湯放涼後也可當作漱口水。

▶ 注意事項

腎臟病患者使用一枝黃花前應先諮詢醫師。

俗名	學名	使用部位	適應症
一枝黃花	*Solidago canadensis*（加拿大一枝黃花）、*S. virgaurea*（一枝黃花）	葉片、莖、花	傷口修復、收斂止血、利尿

洋蓍草

經典療傷藥

洋蓍草的屬名為 *Achillea*，源自於希臘神話中的英雄阿基里斯（Achilles），據傳，他用洋蓍草替受傷的士兵止血。洋蓍草的花含有功能如止血劑的單寧，也有其他可減緩血流的化合物。洋蓍草總共含有120多種化合物，包括能有效抗發炎並退燒的甘菊藍。洋蓍草據說也能改善消化、平衡賀爾蒙，亦有放鬆腸道和子宮平滑肌的功效，因此可舒緩胃抽筋和經痛。

特別注意

洋蓍草可能會跟其他藥物產生危險的反應。服用血液稀釋藥物（即抗凝血劑和抗血小板藥物）的患者不可食用洋蓍草。若大量服用，可能會增加瘀傷和出血的風險。鋰劑和洋蓍草並用也會產生危險。若有服用鋰劑，請先諮詢健康護理人員，了解潛在風險。

洋蓍草（*Achillea millefolium*）

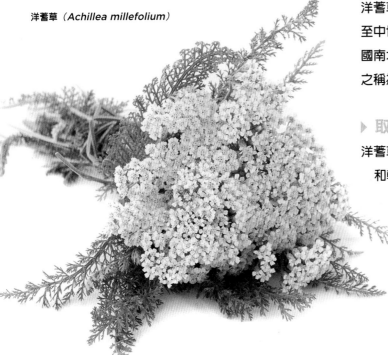

▶ 歷史

洋蓍草一直都是戰場上的重要藥物。自古希臘羅馬時代至中世紀的士兵，都知道把洋蓍草揉進傷口裡。甚至美國南北戰爭時的士兵也基於相同原因攜帶洋蓍草，並將之稱為「士兵金創草藥」。

▶ 取得與使用

洋蓍草的花朵、葉片和莖都可入藥。市面上可買到新鮮和乾燥的洋蓍草，也有膠囊、藥錠、酊劑和萃取液。懷孕或哺乳中的婦女不可服用。

茶飲：取1大匙乾燥洋蓍草花浸入1杯熱水。過濾後飲用，每天1杯。

萃取液：服用1-4毫升，每天3次。

俗名	學名	使用部位	適應症
洋蓍草、絲葉蓍	*Achillea millefolium*	花梢、葉片、莖	傷口護理

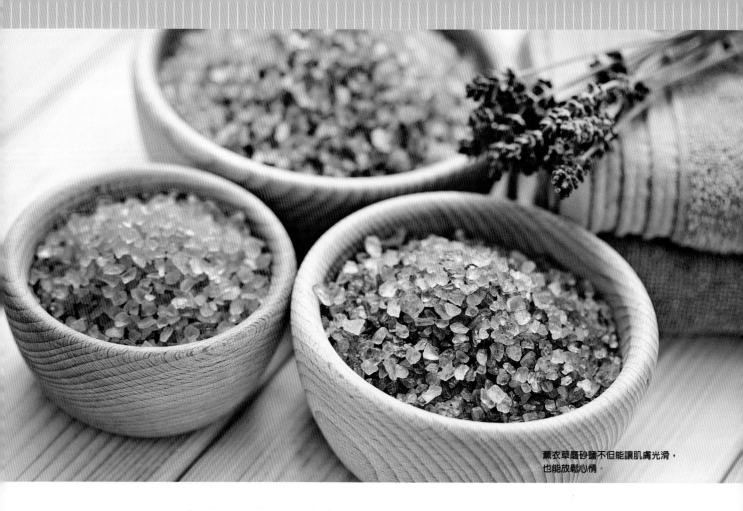

薰衣草磨砂鹽不但能讓肌膚光滑，
也能放鬆心情。

DIY
磨砂膏

用身體磨砂膏去除皮膚死細胞，可改善皮膚外觀、促進血液循環，並有助肌膚吸收天然油脂和其他護膚品。

　　使用磨砂膏時，以手指劃小圓圈方式按摩，直到身體各部位都按摩到了，再正常沐浴。每週去角質一次應該就可收到功效，也不會損傷肌膚。

　　甜蜜風味：一般食用砂糖就能有效去角質：經濟實惠、沒有氣味，又可輕易混合各種按摩油。將1/2杯白砂糖加入足量杏仁油至完全溼潤狀態。擠入一點新鮮檸檬汁並攪拌均勻，確保砂糖吸飽杏仁油和果汁。

　　核果香香：磨碎的杏仁和燕麥也是不錯的身體磨砂膏基底。將2/3杯大致切碎的杏仁、1/3杯一般（非即溶）燕麥以及1/2小匙乾鼠尾草或迷迭香放入食物調理機，以瞬轉功能攪打，直到呈現中等粗細的顆粒狀即可。加入杏仁油，就能製成濃稠但容易推開的去角質膏。

迷迭香磨砂鹽

在小碗中混合1/2杯葡萄籽油或杏仁油、1/4杯酪梨油或橄欖油、1顆維生素E膠囊的內容物，以及10-15滴的迷迭香油。加入1杯細海鹽，混合均勻。貯存在密封容器中。

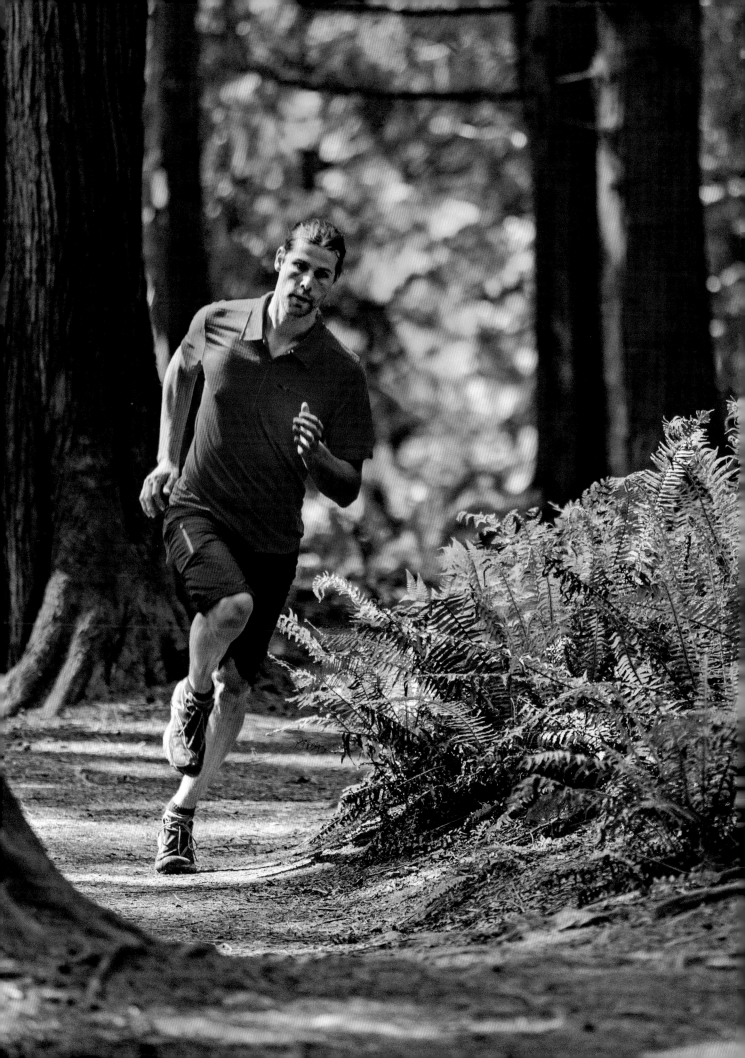

第七章

男性保健

為他量身訂作的自然療法

男性與女性在身體結構上有所不同，需要的醫療照護往往也不一樣。舉例來說，男女泌尿系統基本上相同，都由腎臟、輸尿管、膀胱和尿道組成，但有一個很大的差異在於男性擁有前列腺，這個結構像甜甜圈一樣環繞在膀胱頸部區域，就在膀胱連接尿道的位置。

隨著年齡增長，前列腺通常會變大，這就可能引起嚴重的膀胱和腎臟問題。老化也會影響男性的生殖系統，包括精子量和睪固酮濃度的降低、睪丸、泌尿道和輸精管的組織變異，以及勃起障礙。

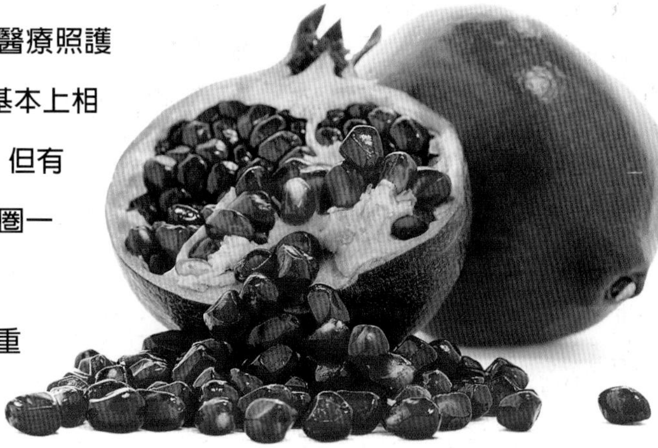

本章所介紹的天然藥方，都是從長久以來用於治療男性健康問題，或其他男女共通的泌尿道問題的療法中精挑細選出來的。

焦點療方：鋸棕櫚

青花菜

淫羊藿

杜松

石榴

非洲李

波菜

異株蕁麻

番茄

熊果

DIY：鬍子好好刮

左頁：運動是健康生活方式的一環。
上圖：石榴籽（*Punica granatum*）

鋸棕櫚

前列腺的強大後盾

鋸棕櫚的原生地在美國東南部，是一種低矮的棕櫚，具有獨特的扇形葉片。鋸棕櫚曾經綿延分布數百公里，遍及佛羅里達州、喬治亞州以及北美洲東南部其他地方的海岸土地。鋸棕櫚的果實顏色深紫，大小和外形都如同橄欖，可能早在歐洲人踏足美洲之前1萬2000年，就已經是美洲各原住民不可或缺的主要食物。

在現代藥草醫學中，鋸棕櫚主要用於治療良性前列腺增生（BPH，是一種前列腺肥大）。光是美國一地，就有200萬名男性使用此藥草。

有些藥草醫師也建議用鋸棕櫚治療男性的慢性骨盆疼痛症候群（CPPS），以及尿道發炎、膀胱疾病以及膽囊問題。

▶ **歷史**

賽米諾爾族以及美國東南部其他原住民族使用鋸棕櫚早已是悠久的傳統。他們會用鋸棕櫚治療泌尿疾病、消化問題和痢疾，還可當作春藥、祛痰劑、消毒劑，以及增進整體健康的補藥。歐洲殖民者抵達後，也將鋸棕櫚添加到飲食中，並以果實餵養家畜。他們觀察到原住民部落會使用鋸棕櫚，特別是用來治療泌尿道疾病。到了1800年代後期，鋸棕櫚就已經成為美國的傳統藥物了。

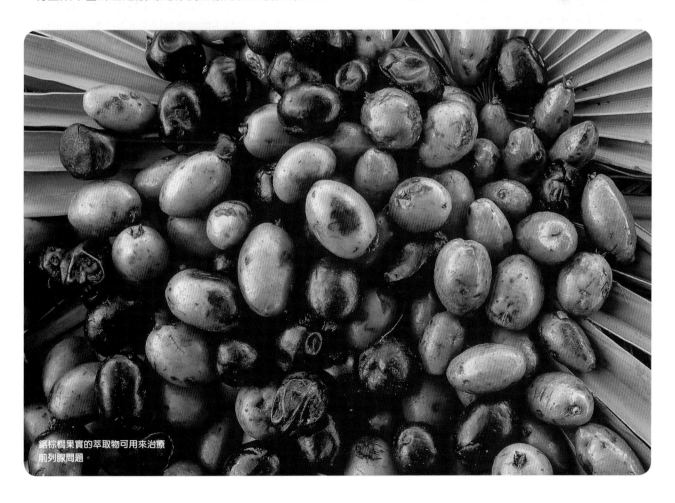

鋸棕櫚果實的萃取物可用來治療前列腺問題。

20世紀初，傳統醫師和美國折衷派醫師都建議用鋸棕櫚來治療多種健康問題。尤其是用果實製劑治療泌尿道感染、緩解前列腺腫大症狀以及提升性慾。雖然到了1950年代，美國對於各種藥草的興趣已經退燒，但鋸棕櫚在歐洲的使用情況則持續穩定成長，歐洲企業更率先生產鋸棕櫚果實的標準化萃取物。

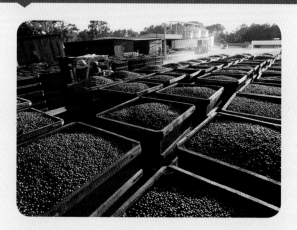

鋸棕櫚果通常來自佛羅里達州南部，且需要手工從野生植株上採收。鋸棕櫚灌叢是商業鋸棕櫚果的主要來源，在佛州的分布地區廣達數百萬英畝。儘管高溫潮溼，採收人員仍會穿上長袖衣物與皮製手套，以免被葉柄邊緣銳利的尖刺割傷。東部菱背響尾蛇會棲息在鋸棕櫚樹蔭下，黃蜂則會在灌叢中築起大型蜂巢，使得採收鋸棕櫚果實成為令人望而生畏的工作。剛採下的果實必須先加以乾燥、才可出貨給多半位於歐洲的萃取廠商，萃取之後會再送回美國、加入產品中。

▶ **取得與使用**

鋸棕櫚生長在松林灌叢、沙丘和山崗上，通常是以密集聚落型態分布在美國東南部地區。由於在佛羅里達州很常見、數量也多，因此鮮少以人工栽植。鋸棕櫚果實的採收量每年高達數百萬磅，大多出自佛州，也有一些來自喬治亞州南部和鄰近的阿拉巴馬州。想要感受到鋸棕櫚的完整療效，可能要服用1-2個月。

萃取物：研究使用的是特定的萃取物，脂肪酸和固醇（對良性前列腺增生症狀最有效的化合物）的標準化含量為80-90%。每次劑量為160毫克，一日2次。

酊劑：每次服用1-2毫升，一日3次。

膠囊：按照製造商說明使用。

▶ **注意事項**

鋸棕櫚可能會引起輕微的胃部不適、便祕、腹瀉、頭痛、高血壓和發癢。鋸棕櫚也可能會導致陽痿或性慾降低，不過這種案例非常少。由於鋸棕櫚有影響荷爾蒙的可能，因此不建議正在接受荷爾蒙療法的病患或懷孕婦女使用。不過，女性本來也不太可能會使用這種藥草。

俗名	學名	使用部位	適應症
鋸棕櫚	*Serenoa repens*	果實	良性前列腺增生

青花菜

超級食物，超級健康

俗話說，「一天一蘋果，醫生遠離我」，不過一杯青花菜的效果只怕好更多。一杯青花菜，就含有每日維生素C建議攝取量的165%！此外，青花菜的維生素A、維生素K、葉酸鹽（一種水溶性維生素B群）以及多種抗氧化物的含量也異常豐富。這一切，再加上抗癌特性，使得青花菜的好處很難有其他蔬菜比得上。

吃青花菜對所有人都好，對男性更有特別的健康功效。青花菜中高含量的維生素A、維生素C和葉酸，都能促進不孕症男性的精蟲數提升。

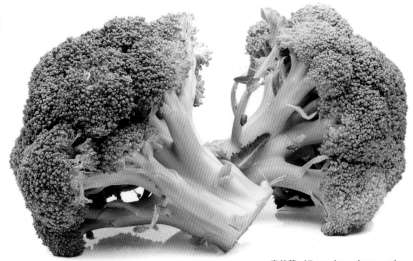

青花菜（*Brassica oleracea*）

你知道嗎

- 吃過含青花菜的料理後，不妨來一杯胡椒薄荷茶，因為青花菜有時會引起脹氣。
- 青花菜寬大的葉片同樣營養豐富，可以燉煮、或加到湯裡。
- 1767年，湯瑪斯·傑佛遜率先在美國栽種青花菜。
- 半杯青花菜的熱量僅有22大卡。

▶ 取得與使用

最早開始栽種青花菜的是義大利。要讓青花菜發揮功效，最佳辦法就是納入日常的飲食。任何生鮮超市都可購得新鮮或冷凍的青花菜。

挑選：觀察小花是否堅實，是否呈紫色、深綠色或偏藍色，因為這表示 β 胡蘿蔔素和維生素C的含量比較高。

保存：尚未打算烹煮的青花菜先不要清洗，用紙巾包起來，放在冰箱的蔬果保鮮室。或是把主莖底部切掉約1.5公分，直立擺放在小碗或玻璃杯中，加入可蓋過切開部位的水。

料理：新鮮青花菜很容易煮熟。只需蒸煮或炒個5分鐘即可。不要煮太久，以免流失寶貴的營養素。

俗名	學名	使用部位	適應症
青花菜、綠花椰菜	*Brassica oleracea*	莖、小花	整體健康、抗氧化、生育力

淫羊藿

名副其實

中醫使用淫羊藿的歷史悠久，是男性健康問題的常見藥方。這種植物的藥用歷史已經超過2000年，最早是記載於中國古代的藥學經典《神農本草經》中，而現在在中國也還找得到野生的淫羊藿。這個帶有情色意味的名稱，據說是因為古人發現山羊吃了這種草之後，性行為變得異常活躍。中醫師通常會以淫羊藿搭配其他藥草，治療男性性功能障礙、前列腺疾病、泌尿道疾病和其他與老化相關的問題。

淫羊藿是淫羊藿屬（*Epimedium*）的植物，用於醫療的是其葉片，其中含有多種類黃酮、多醣類、固醇

以及名為木蘭花鹼的生物鹼。然而，即使有相關研究在進行，但淫羊藿的確切運作機制其實尚不清楚。有實驗室研究發現，淫羊藿的某種化合物能阻斷限制血流的酵素，進而促進性慾並改善勃起障礙。

▸ 取得與使用

藥局和健康食品店都買得到各種淫羊藿製品，通常都混合有其他藥草（最常搭配的是瑪卡根），因此請先檢查標籤了解成分。

膠囊：請依照製造商的指示服用。絕大多數關於淫羊藿的科學研究，都是以每天6-15克的劑量為基準。

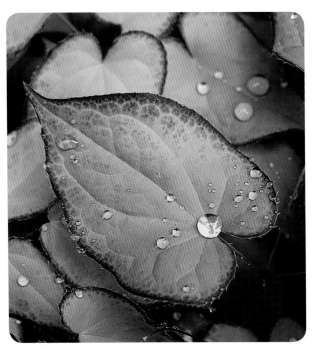

中醫也將淫羊藿稱為仙靈脾。

俗名	學名	使用部位	適應症
淫羊藿、仙靈脾	*Epimedium brevicornum*	葉片	性功能健康、前列腺健康、泌尿道健康

杜松

小小莓果保健康

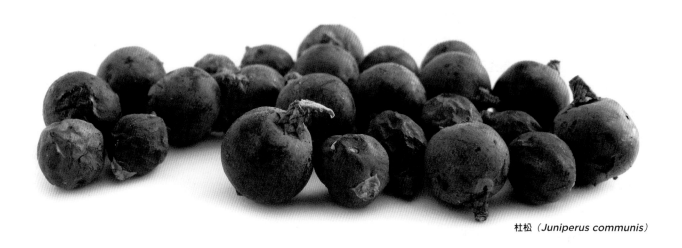

杜松（*Juniperus communis*）

杜松可用於治療泌尿道感染、刺激腎臟產生尿液（但並非用於治療腎臟感染），也建議用於緩解腫脹、類風濕性關節炎的疼痛和其他關節疼痛、肌肉疼痛和肌腱炎，外用或內用都可以。杜松精油則用於治療呼吸系統感染、鼻塞和咳嗽，並可對抗頑強的皮膚症狀，包括牛皮癬。

▶ 取得與使用

供應全球的杜松果實，絕大多數是從東歐採收來的。杜松果萃取物、杜松油和膠囊在市面上也很容易取得。

萃取物：杜松果萃取液以酒精為基底，萃取自成熟果實；服用劑量通常為每次1-4毫升，一日3次。

精油：請勿口服精油。若要塗抹在皮膚上，可將10滴精油加入約30毫升的基底油。

膠囊：每次服用425-850毫克，一日3次；杜松常搭配其他藥草服用，維護泌尿道健康。

▶ 注意事項

使用杜松果前，請諮詢醫護人員。另外有報告指出，動物攝取杜松果萃取物會造成流產，所以也有這方面的疑慮，懷孕期間應避免口服杜松油。有腎臟感染或腎臟疾病的病患，皆不應使用杜松油或萃取物。

俗名	學名	使用部位	適應症
杜松、歐洲刺柏	*Juniperus communis*	毬果（果實）	泌尿道感染、支氣管炎

石榴

美味多汁的療方

與其他常見的果汁相比，石榴汁所含的活性抗氧化物是數一數二的，大約是紅酒和綠茶的三倍！以動物為對象的研究顯示，石榴汁和石榴花萃取物能有效防止動脈粥狀硬化的發展，人體實驗也顯示對降血壓和抗發炎有適度療效，這些都是將石榴列入有益心臟健康飲食的好理由。

石榴汁富含抗氧化物，未加糖的石榴汁是健康飲品，更含大量維生素C。石榴汁有助於預防或減緩某些癌症的進程，包括前列腺癌。已有案例顯示石榴汁可降血壓、改善流回心臟的血流，並可抑制粥狀硬化斑塊在動脈中生成，但仍須更多研究證實。

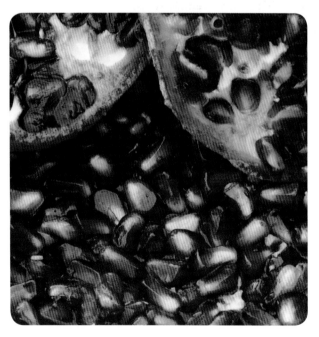

石榴種子的汁富含抗氧化物。

食在健康

美好石榴糖漿

在水中溶解1又1/2小匙葛粉（葛鬱金粉）。將1杯石榴汁加熱至快要沸騰。關火，加入葛粉水讓果汁變濃稠，然後隨喜好加入1-2大匙楓糖漿。這款石榴糖漿可加在氣泡酒飲、優格或沙拉醬中使用。冷藏可保存數週。

▶ **取得與使用**

這種美味多汁的水果被當成食物與藥物的歷史已經至少有4000年。石榴生長在較溫暖的地區；可短暫承受輕微霜寒，但通常需要漫長而炎熱的夏季，讓果實成熟。就算在生長季節太短、無法結果的地區，也會因為漂亮的石榴花而當成盆栽種植。美國加州、印度、澳洲等地都有大規模生產。

果汁：每日飲用約240毫升（研究的一般用量）。

膠囊：一般情況下，每日可攝取2-3克的石榴粉。

俗名	學名	使用部位	適應症
石榴	*Punica granatum*	果實、種子	前列腺健康、心臟健康

非洲李

最佳樹皮

非洲李又名非洲櫻桃，生長在非洲與馬達加斯加的熱帶山區森林。這種樹的樹皮可用於治療多種疾病，包括泌尿道相關疾病。

在美國，非洲李用於治療前列腺腫大或良性前列腺增生（BPH）。非洲李樹皮亦有助於緩解BPH患者普遍出現的夜間頻尿、排尿疼痛，或覺得膀胱漲的症狀。

▶ 歷史

在非洲，非洲李樹皮被當作止痛藥和抗發炎藥已經有很長的歷史。傳統上會把樹皮磨成粉、然後當成茶飲用，以治療瘧疾、發燒、腸胃不適、肺部疾病、腎臟病、經痛、不孕症、甚至心理疾病。

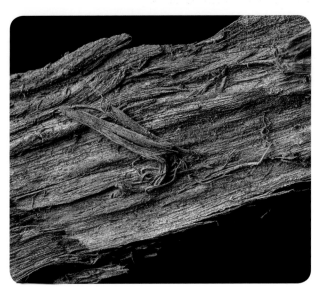

非洲李和櫻桃樹的親緣關係相近。

食在健康

複方舒緩茶

將1/2杯乾燥的非洲李樹皮、1/2杯乾燥蕁麻根、1杯成熟鋸棕櫚果果乾倒入約 1 公升沸水中。轉小火熬煮15-20分鐘。蓋上蓋子並浸泡1小時。過濾後依喜好加入蜂蜜調味。每日飲用2-4杯，可緩解良性前列腺增生。需冷藏儲存。

▶ 取得與使用

大部分藥局或健康食品店，都買得到非洲李的標準化萃取物。

萃取物：非洲李樹皮萃取物一般的服用劑量為每日100毫克，不過每日最多可服用到200毫克。每日服用100毫克標準化萃取物，可能有助於緩解與良性前列腺增生相關的多種症狀。

▶ 注意事項

有案例指出服用非洲李會導致噁心、腹瀉、便祕、胃不適、頭痛和暈眩。懷孕和哺乳中的婦女是否可安全使用，則尚不明確。

俗名	學名	使用部位	適應症
非洲李，非洲刺李	*Prunus africana*	樹皮	良性前列腺增生

波菜

實在的綠色好蔬菜

大力水手卜派吃了很多波菜長肌肉。然而科學研究顯示，波菜的益處可不僅如此。想要養好骨骼，波菜含有豐富的鈣質與維生素K，這些都能維持骨骼強健和骨質密度。

波菜亦含有磷、鉀、鋅和硒。如此強大的組合，讓菠菜能保護肝臟、避免阿茲海默症、預防前列腺癌和結腸癌。

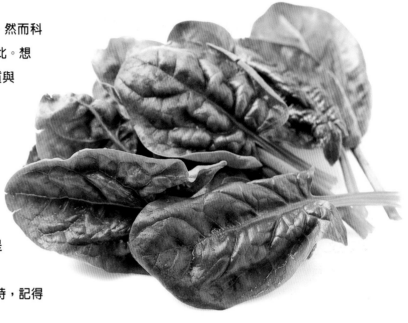

波菜葉的顏色越綠，維生素C含量也越高。

▶ 取得與使用

波菜適合在溫帶氣候中生長，目前美國和荷蘭是最大的商業生產國之一。

挑選：新鮮波菜比冷凍或罐頭菠菜好。購買時，記得挑選葉片鮮綠且挺硬（沒有枯萎)的。

研究顯示，葉片越綠、維生素C含量就越高。每週四次、每次吃一杯量的煮熟波菜，應該就能讓你感受到這種蔬菜的好處。

▶ 注意事項

波菜含有草酸，會干擾身體吸收鈣質與鐵質。為避免這種情況，料理波菜時可搭配富含維生素C的食材，例如番茄和柑橘類水果。也可以用沸水煮波菜約1分鐘，即可減少草酸含量。

食在健康

綠色炒蛋（可搭配火腿）

在小碗中，用叉子將2顆蛋、2大匙牛奶以及1小撮鹽打散。用不沾鍋炒蛋，在炒蛋完全定型之前30秒左右，加入約1/2杯切得很細碎的新鮮菠菜。（炒蛋不會真的變成綠色，但看起來賞心悅目。）

俗名	學名	使用部位	適應症
波菜	*Spinacia oleracea*	葉片	前列腺健康、骨骼健康

異株蕁麻

以痛制痛

科學家認為異株蕁麻可降低人體內特定發炎化學物質的濃度，而且或許能干擾疼痛訊號的傳遞。異株蕁麻具有獨特的以痛制痛能力，因此成為珍貴的藥草。

現代藥草醫師建議使用蕁麻製劑治療風濕病、骨關節炎所引起的關節疼痛，以及拉傷和扭傷、肌腱炎等。在歐洲，異株蕁麻被廣泛用於治療良性前列腺增生（BPH）的早期症狀。

▶ 取得與使用

坊間買得到乾燥蕁麻製成的膠囊和標準化萃取物。

湯藥：將5公克的切碎乾燥蕁麻根，加入2杯水煮沸10分鐘。過濾後放涼，在當天飲用完畢。

膠囊：乾燥、粉狀的蕁麻根萃取物膠囊，每日服用劑量為300-800毫克，視配方而定。

酊劑：每日服用1-3小匙以酒精為基底的蕁麻根萃取液。

萃取物：有些萃取物會將蕁麻根和鋸棕櫚果結合，有些則含有南瓜籽油。請依製造商指示的劑量說明服用。

▶ 注意事項

可能的副作用包括胃部不適、起疹子和陽痿。服用糖尿病、高血壓、抗焦慮或失眠藥物的患者，必須謹慎服用蕁麻製劑，以免發生交互作用。

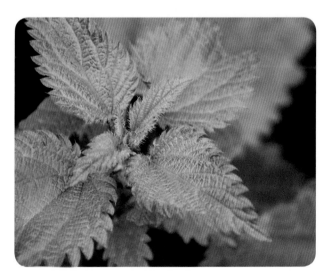

異株蕁麻連葉片上都有銳利的剛毛。

俗名	學名	使用部位	適應症
異株蕁麻、蕁麻	*Urtica dioica*	葉片、根	良性前列腺增生（BPH）、過敏

番茄

茄紅素的祕密

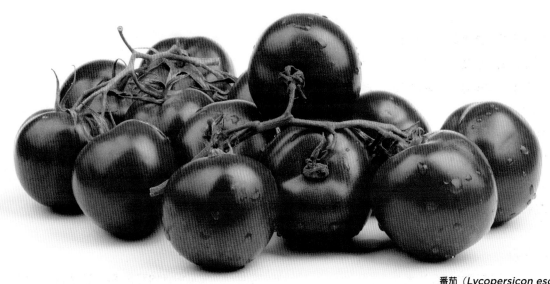

番茄（*Lycopersicon esculentum*）

番茄含有一種名為茄紅素的化合物，現在已經知道這對維持前列腺健康很重要。茄紅素是一種類胡蘿蔔素，類胡蘿蔔素則是蔬果中的一種抗氧化物。茄紅素能以多種方式抑制癌細胞生長，並可影響發炎或免疫系統功能。

番茄亦含有維生素C和其他類胡蘿蔔素，因此是對多種醫學症狀都有好處的健康食物。

研究顯示，食用番茄與番茄製品——藉此攝取茄紅素——可以降低罹患前列腺癌的風險。茄紅素的醫療用途還有爭議，也尚待界定。研究人員對茄紅素的多種功效感到興趣，希望能用來治療或預防肝癌、乳癌、胰臟癌、肺癌和胃癌。

▶ 取得與使用

番茄，特別是煮熟的番茄製品，像是蕃茄醬、番茄汁和烤番茄、炒番茄或煮番茄等，都能提供茄紅素和其他預防前列腺癌的營養素。根據估算，每週食用10份番茄料理，就可達到預防前列腺癌的最佳效果。此外，亦可每天服用一次茄紅素含量5-15毫克的膠囊。

▶ 注意事項

有些抗氧化物可能不適合正在接受化療或放射線治療的患者。若要在癌症治療期間攝取茄紅素，請先諮詢醫護人員。

俗名	學名	使用部位	適應症
番茄	*Lycopersicon esculentum*	果實	前列腺健康

熊果

抗發炎良藥

熊果葉有收斂和抗菌特性，因此能有效減緩發炎並對抗感染。熊果主要用於治療尿道發炎，包括對傳統抗生素已經產生抗藥性的慢性發炎。在德國，可以買到熊果葉製成的標準化藥草茶。熊果製劑亦可外用，可清洗割傷與擦傷傷口、治療感冒瘡（唇疱疹），並可舒緩背痛。

▶ 取得與使用

熊果生長在海岸沙丘和海拔2100公尺以上的荒涼山區，

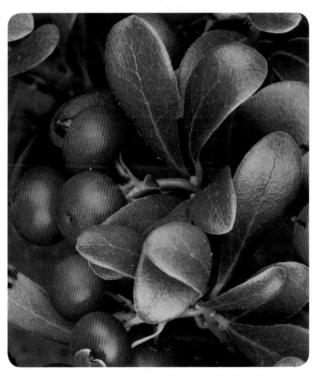
豔紅色的莓果讓外表平凡的熊果顯得搶眼。

特別注意

熊果含有化學物質對苯二酚（氫醌），可能會導致肝臟受損。熊果需要在醫療人員監督下使用，每次也不可連續服用超過5-10天。不建議孩童、孕婦、哺乳中的婦女或腎衰竭患者服用熊果。熊果中的丹寧可能會導致胃部不適、噁心、嘔吐和便祕。

即使在攝氏零下45.6度的低溫中也一樣能存活。北美地區的野生採收規模很小，加拿大則有部分的商業採收，但全球主要的熊果供應來源是採集自東歐山區和谷地的野生熊果。大部分健康食品店都買得到乾燥的熊果葉和酊劑。

茶飲：一般情況下，普通的用量是1小匙乾燥熊果葉泡1杯沸水。可每日飲用3-4次。

膠囊：700-1000毫克的標準化萃取物膠囊，可每日服用3次。

酊劑：一般情況下，每次服用5毫升（1小匙），每日3次。

俗名	學名	使用部位	適應症
熊果、熊葡萄、熊莓	*Arctostaphylos uva-ursi*	葉片	泌尿道感染

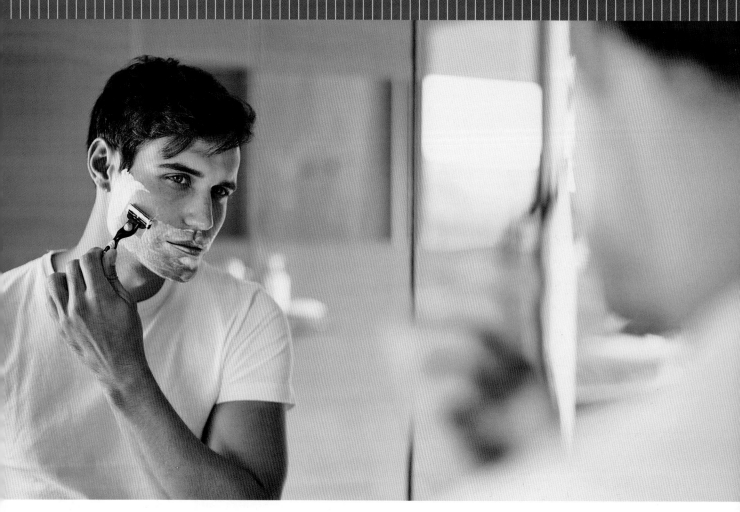

DIY
鬍子好好刮

自製刮鬍液能讓男性把鬍子刮得乾淨俐落，又不會刺激皮膚、使皮膚乾澀。

植物油：單純使用植物油。橄欖油、杏仁油或葡萄籽油等純植物油是天然的潤滑劑，能讓刮鬍刀在皮膚上輕鬆滑動，用量不必多，因為油脂是天然的保溼劑，能讓皮膚光滑、柔軟，又能保護皮膚。

浸泡油：精油加植物油能讓刮鬍子變得更愉快，成為放鬆或提振精神的過程。在1/2杯植物油中加入1或2滴洋甘菊精油，就可製作舒緩皮膚的刮鬍油。若是在1/2杯植物油中加幾滴桉樹精油，就是清新提神刮鬍油了。使用方法如前述。

刮鬍泡泡來！若是喜歡傳統刮鬍泡的感覺，可試用純天然的橄欖皂（液體皂或塊狀皂均可），能自然產生綿密細緻的泡泡。刮鬍後再用天然的鬍後水讓皮膚柔嫩。

健康處方：自製鬍後水

在玻璃密封罐中混合以下材料：

1杯純正的金縷梅萃取物
1/2杯酒精含量高的伏特加、蘭姆酒或
**　白蘭地**
1-2大匙植物性甘油
胡椒薄荷和桉樹精油各10-20滴

將以上材料搖晃混合均勻。使用時，以少許混合液在剛刮完鬍子的皮膚上輕拍。可無限期保存。

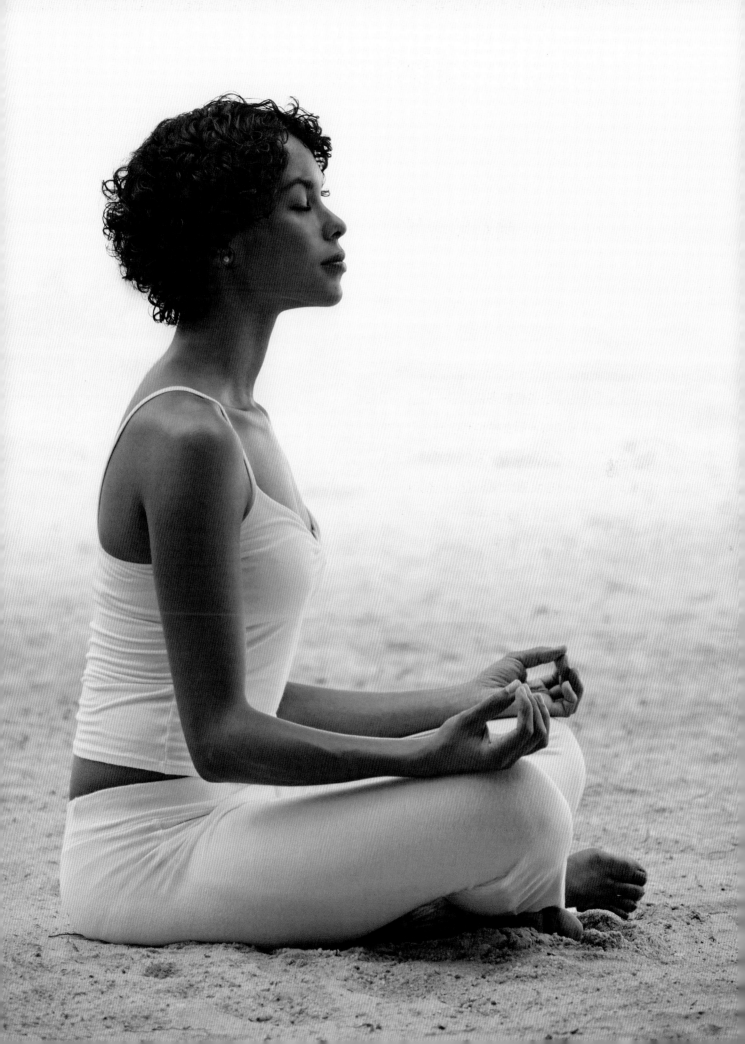

第八章

女性保健

為她貼心設計的自然療法

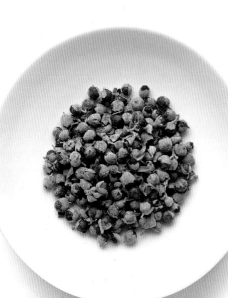

女性和男性的身體有許多系統是一樣的，所以很多健康狀況都很類似。但女性也有自己的健康問題，大部分都和生殖系統有關。女性生殖系統的主要器官包括製造卵細胞和各種激素的卵巢，血管系統規模龐大的肌肉壁構造子宮，以及連結了卵巢及子宮、同時也是卵子通道的輸卵管。女性的生活及健康也受一些生理狀況和重大事件影響，包括月經週期、懷孕和更年期。

好幾千年以來，女性在經歷這些階段時，唯一能夠幫助她們維持生殖系統健康的辦法就是藥草。而在治療生殖系統相關疾病時，天然藥草也是能取得的主要選項。如今，還是有許多女性依舊仰賴藥草醫學的幫助來緩解部分問題。

焦點療方：蔓越莓

黑升麻

櫻葉莢蒾

南歐黃荊

當歸

歐益母草

覆盆子葉

總序天冬

大豆

優格

DIY：水療法

左頁：自然療法能幫助身體回歸平衡。
上：南歐黃荊（*Vitex agnus-castus*，又名聖潔莓）

蔓越莓

酸溜溜療法

色澤鮮紅、口感極酸的蔓越莓原生於北美東北部的沼澤與泥炭沼地區。如今，不管是在藥草醫學或傳統醫療方面，蔓越莓都被廣泛用來預防——而非治療——泌尿道感染。原本認為蔓越莓能預防這些感染，是因為蔓越莓會使尿液變酸；然而，科學家已經證實，蔓越莓含有原花青素，能防止大腸桿菌之類的壞菌附著在膀胱和尿道表面的細胞上。這是好消息，因為90%的尿道感染都是大腸桿菌引起的。

藥草醫師也推薦用蔓越莓治療腎結石、膀胱結石、失禁及男性的攝護腺病症，蔓越莓可能也有助於預防由細菌引起的胃潰瘍、降低血液中的壞膽固醇等。而且實驗室內的試驗結果顯示，蔓越莓還能抑制部分類型的癌細胞生長。

▶ 歷史

蔓越莓是美洲原住民的重要食物。他們會把蔓越莓煮熟並以楓糖或蜂蜜調味，也會把蔓越莓摻進「乾肉餅」裡。這種營養豐富的高熱量食品，是由鹿肉乾、油脂及水果乾混合製成，是冬季的必備糧食。

美洲原住民也將蔓越莓當作藥品使用，除了當成割

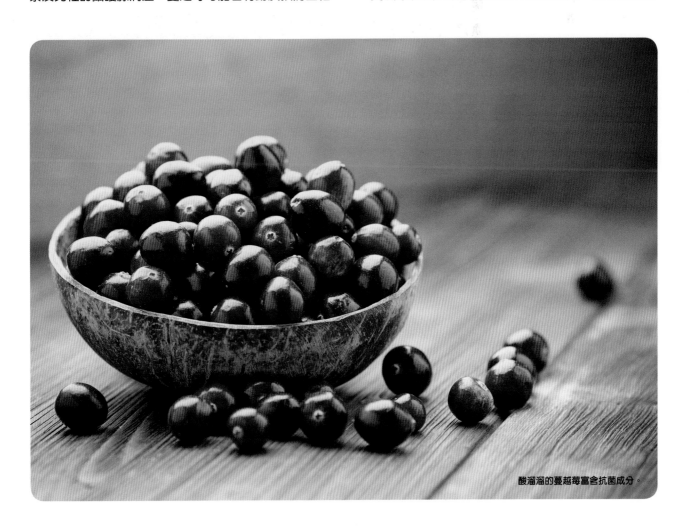

酸溜溜的蔓越莓富含抗菌成分。

傷、擦傷與箭傷的外敷糊藥以外，也可用於治療消化不良、腎臟與肺部疾病。歐洲殖民者經由美洲原住民認識了蔓越莓，也很快就將蔓越莓納入自己的飲食與藥物。蔓越莓成為治療消化不良、膽囊疾病、血液異常及腎結石的藥物。就像英國水手出海時會吃萊姆一樣，新英格蘭的水手及捕鯨人出海時會吃蔓越莓，預防壞血病。

▶ 取得與使用

在蔓越莓原生分布範圍內的沼澤棲地，目前都還找得到野生的蔓越莓。這個範圍從加拿大東部往南延伸到喬治亞州山區，往西則遠至明尼蘇達州。如今在我們的食物和飲品中占有一席之地的蔓越莓——感恩節時更會出現在數百萬張餐桌上——都是由大型的商業農場所生產。

　蔓越莓的主要產地為美國威斯康辛州、麻薩諸塞州、俄勒岡州、紐澤西州及華盛頓州。超市就買得到當季或新鮮冷凍的蔓越莓，蔓越莓汁和蔓越莓萃取物也相當容易取得。

　果汁：喝蔓越莓汁，是預防泌尿道感染的簡單又美味的辦法。

　萃取物：研究已經證實，錠狀的蔓越莓萃取物療效和蔓越莓汁相當、耐受性更佳、價格與熱量也比較低。濃縮果汁萃取物用量為300-500毫克，每日兩次。

▶ 注意事項

有鑑於蔓越莓早已為一般大眾廣泛使用，在使用方面可說是沒有任何不良作用，懷孕、哺乳期間的婦女及兒童都能安心使用。雖有幾個案例指出蔓越莓汁可能會與抗凝血藥物「華法林」互相影響，但人體研究中並未記錄到有害的交互作用。

採收方式

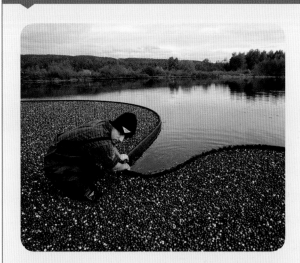

在美國和加拿大地區，蔓越莓植株生長在名為「泥炭沼」的沙地環境中。由於蔓越莓果實內有氣室，會浮在水面上，因此最常用來採收成熟蔓越莓的方法就是「水收」法。晚秋時節，農民會放水淹滿泥炭沼，然後開著打水車（可攪動水的機器）讓蔓越莓脫離植株、浮上水面。接著用像耙子一樣的「掃把」將果實圈集到泥炭沼的角落，再由輸送帶把蔓越莓運到沼地外面，最後用卡車載到清洗廠。

俗名	學名	使用部位	適應症
蔓越莓、蔓越橘、小紅莓、苔莓	*Vaccinium macrocarpon*	果實	膀胱健康

黑升麻

鎮定的根源

黑升麻已經成為治療經痛、經前不適及更年期症狀的熱門藥草。早期有研究指出，黑升麻的作用如同天然雌激素，也就是植物雌激素；但較新的研究顯示，在更年期婦女身上並未發現黑升麻有荷爾蒙的效果。在美國，黑升麻逐漸受到重視，藥草醫師建議用於緩解更年期症狀，以及平撫易怒、情緒不穩、焦慮等症狀。而對於不能或不願意接受荷爾蒙補充療法的女性來說，黑升麻或許是效果不錯的選擇。

食在健康

更年期酊劑

這種酊劑適用於更年期。早晚各飲用5毫升（約1小匙）。取黑升麻根莖、總序天冬及南歐黃荊果實各14公克，一起放進咖啡磨豆機中，磨碎後放入容量約1公升的容器，倒入約180毫升的伏特加，攪拌均勻後蓋緊瓶蓋，靜置14天後濾掉渣滓，存放於暗色玻璃瓶內。

▶ 取得與使用

黑升麻很容易買到，現今大部分的商業供應都是來自歐洲和中國。

茶飲：2杯水加2小匙切碎的根和根莖，小火燜煮10分鐘後過濾。每日飲用2-3次，每次1/4杯。

膠囊：每日服用40-200毫克的乾燥根莖，分成數次服用。

酊劑：一般而言，每次飲用1-2毫升，每日3次。

標準化萃取物：服用20-40毫克黑升麻萃取物，每日兩次。標準萃取物產品通常能提供1-2毫克的27-脫氧升麻烴。

▶ 注意事項

除了輕微腸胃不適外，臨床試驗顯示黑升麻沒有副作用。少數報告指出，在極罕見的案例中，黑升麻會造成肝臟損害，故使用時需監測有沒有出現肝臟損害的跡象。懷孕及哺乳期間使用是否安全，目前還不明朗。

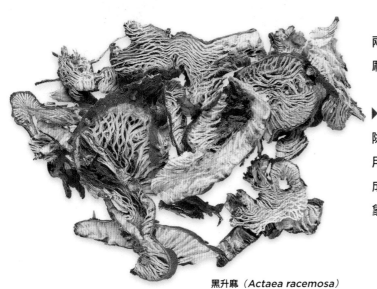

黑升麻（*Actaea racemosa*）

俗名	學名	使用部位	適應症
黑升麻、總狀升麻、北美升麻	*Actaea racemosa*	根、根莖	更年期、經前症候群、經痛

BERRY BEAUTIFUL

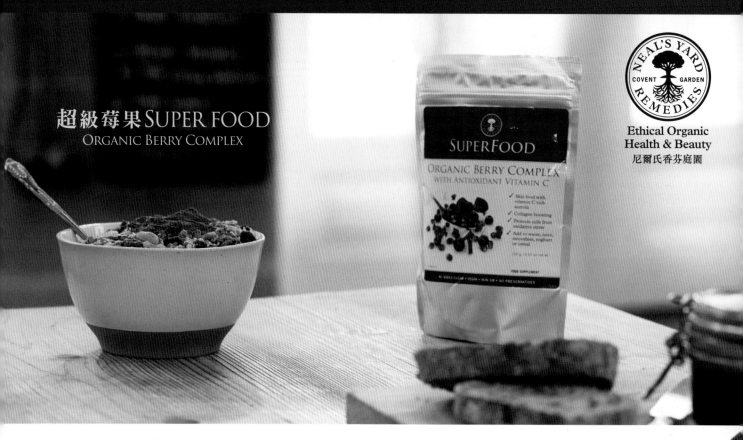

超級莓果 SUPER FOOD
ORGANIC BERRY COMPLEX

Ethical Organic
Health & Beauty
尼爾氏香芬庭園

✓ 西印度櫻桃
高濃度維他命C促進膠原再生

✓ 巴西莓
高度抗氧化成份(白藜蘆醇&花青素)
飽含肌膚最愛的維生素A

✓ 藍莓
含花青素,可增進記憶力

✓ 黑醋栗
維他命A、C維持肌膚、
眼睛與神經系統的健康

來自英國的天然有機保養品牌Neal's Yard Remedies「超級莓果Super Food」含有10種有機植物複方,包括巴西莓、黑醋栗、藍莓、西印度櫻桃、奇亞籽、紅石榴、蘋果、甜椒、枸杞及甜菊,融合多種天然抗氧化紅色超級蔬果,補充體內缺乏的營養,豐富的維他命A&C、花青素及原花青素等,不僅保護視力,讓肌膚擁有光透水煮蛋肌;有機奇亞籽及天然纖維素,更有助於排除體內毒素。低卡、無糖,讓你輕鬆美麗無負擔,從內而外擁有零死角的美麗健康人生。

美麗健康食譜:有機超級莓果優格 (2-4人份)

超級莓果粉	1茶匙	椰子油	1茶匙
無糖優格	100ml	奇亞籽	4茶匙
藍莓	70g	水	400ml
香蕉	1根	香草莢果	1根
小鳳梨	½顆		

以果汁機將材料攪拌均勻,直至綿密滑順~ Enjoy!

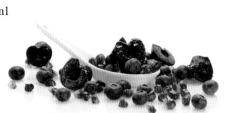

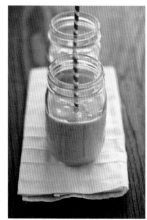

南歐黃荊

生命之樹

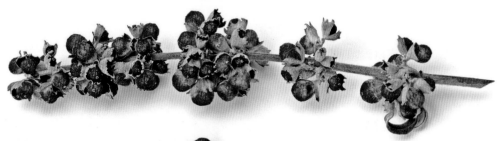

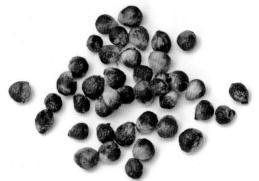

南歐黃荊果實成熟時顏色會變深，看起來很像胡椒子。

南歐黃荊製劑用於調節經期不適，包括經前症候群（PMS）。女性也服用這種藥草來緩解某些更年期症狀，像是熱潮紅之類。有時也會建議不易受孕的婦女使用南歐黃荊。每日服用南歐黃荊萃取物至少三個月，已證實能恢復黃體素濃度，從而可能改善女性生育力。然而，在科學家進行更多研究以前，還不建議使用。

▶ 取得與使用

商業種植的南歐黃荊都產於義大利的專門農場，現在中國也已經有商業化栽種的南歐黃荊。坊間可取得南歐黃荊的萃取物、茶飲、酊劑及膠囊。

　茶飲：以1杯熱水浸泡1/2小匙的乾燥南歐黃荊果實，5-7分鐘後過濾，每天早上飲用一杯。注意：這種茶口感略帶辛辣。

　膠囊：每日服用一次250-500毫克的乾燥南歐黃荊果實。

　酊劑：每天早上服用2-3毫升。

　標準化萃取物：每日攝取20-40毫克，每日一次。

▶ 注意事項

臨床試驗顯示南歐黃荊的人體耐受性極佳。雖然尚未有報告指出南歐黃荊對懷孕會造成不良作用，不過女性在使用南歐黃荊治療不孕症之前，應先諮詢醫護人員。

俗名	學名	使用部位	適應症
南歐黃荊、穗花牡荊、聖潔莓	*Vitex agnus-castus*	果實	經前症候群、乳房脹痛

當歸

女性的人參

中國、韓國及日本以當歸根部入藥都有很長的歷史。當歸是中醫最常使用的藥材之一，通常會搭配其他藥材使用，並主要用於治療女性。正因如此，當歸有時也被稱為女性的人參。在西方，藥草醫師會建議用當歸來治療女性的生殖系統問題疾和經前症候群。有些女性也會服用當歸來緩解熱潮紅和其他更年期症狀。

▶ 取得與使用

當歸生長在海拔1600公尺以上的地區。如果處理不當，

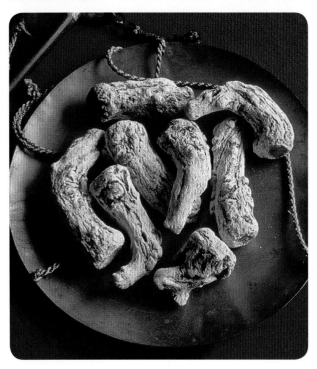

傳統中醫常常使用當歸。

當歸根部很容易受到損傷，所以必需用手工小心挖掘、再加以清洗。如果根部太潮濕，表面就會發黑，甚至腐爛。

茶飲：1杯水放1-2小匙的當歸根，燜煮5-7分鐘後過濾。每次飲用1杯，每日2-3次。

膠囊：每次服用1公克，一天2-3次。

酊劑：每次服用3-5毫升，一日2-3次。

▶ 注意事項

當歸會增加出血的風險，所以有凝血功能異常、或是正在服用抗凝血劑者皆不宜使用。懷孕期間也應該避免。當歸內含補骨脂素，理論上可能會造成光線敏感症（接觸陽光或人工燈光後出現紅疹、搔癢等過敏反應）。

俗名	學名	使用部位	適應症
當歸	*Angelica sinensis*	根部	女性補身、經前症候群、經痛

歐益母草

新手媽媽的小幫手

歐益母草傳統上用於為新手媽媽治療生產相關狀況。藥草專家也會用歐益母草來調節經期、治療經期不適。歐益母草還能舒緩緊張、失眠、心悸、心跳過快等問題。

歐益母草含有一種化學物質，名為益母草鹼，已證實會影響子宮的收縮。有一項研究發現，高劑量的益母草鹼能使子宮放鬆，而低劑量則會使子宮收縮。這種功效或許能解釋為何歐益母草既用於催經，也用於女性剛生產後。

▶ 取得與使用

歐益母草雖然原生歐洲，但在全球各種不同的氣候與環境下都能生長：空地、森林、空曠地區都有其蹤跡。歐益母草也被當成庭園植物栽種，夏季開花時是採收季節。

乾燥藥草： 每日服用4.5公克

▶ 注意事項

歐益母草尚未經過詳細研究，不過副作用似乎相當罕見。孕婦及有乳癌病史的女性不宜使用，哺乳婦女及腎臟或肝病患者也應該避免。此外，歐益母草不可和心臟藥物同時使用，以免產生無法預測的交互作用。

> ### 見古識今
>
> - 古希臘和羅馬人用歐益母草治療心臟疾病。
> - 過去在中國會給產婦飲用益母草膏，不過使用的種類是親緣關係相近的益母草（*Leonurus japonicus*）。
> - 歐益母草又名胃益母草、獅子耳、獅子尾。
> - 歐益母草是唇形科植物，和薄荷一樣。

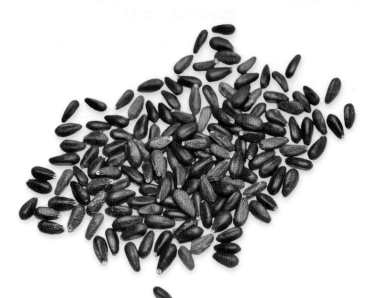

歐益母草和薄荷都是唇形科植物。

俗名	學名	使用部位	適應症
歐益母草	*Leonurus cardiaca*	葉片、種子	無月經症、心臟保健

覆盆子葉

莓果顧健康

覆盆子葉茶長期以來都是調節經期、緩解經痛的飲品，在懷孕期間飲用也已經是悠久的傳統。如今，藥草專家推薦用覆盆子葉製劑來強化、調節和舒緩子宮與骨盆的平滑肌，縮短產程、使生產更順暢。覆盆子葉茶也有助於調節經期，改善經血流量過多。

▶ 取得與使用

覆盆子很容易種，但需要可以蔓延的空間，如果仔細種成一排一排，或是沿著籬笆種，會比較好控制。

茶飲：以1杯水浸泡1-2小匙乾燥覆盆子葉5分鐘，過濾後可依喜好添加蜂蜜或檸檬飲用。每次1杯，每日2-3次。若是想萃取出能舒緩喉嚨痛或腹瀉的單寧，就要泡久一點，差不多15-30分鐘。一般的劑量是1/3杯，依個人所需，每日飲用3-4次。

膠囊：攝取500-600毫克乾燥覆盆子葉，每日2-4次。

酊劑：每次攝取5毫升，每日2次，或依製造商指示使用。

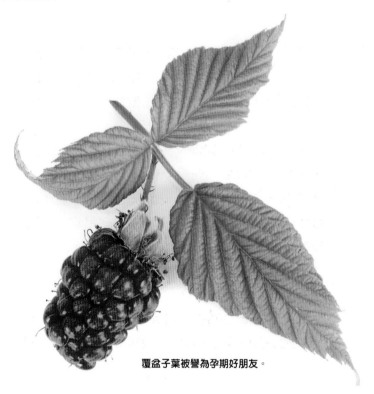

覆盆子葉被譽為孕期好朋友。

▶ 注意事項

覆盆子葉應該相當安全，在醫學期刊發表的臨床研究中，也並未記載覆盆子葉有任何重大的副作用，不過，孕婦在使用藥草療法之前，都應該要先與醫療人員確認。

食在健康

覆盆子喜樂茶
用4杯滾水沖泡6小匙乾燥覆盆子葉及2小匙乾燥綠薄荷葉，浸泡5-7分鐘，過濾後添加1/2杯果汁，無論蘋果汁、葡萄汁或覆盆子汁都可以，冷藏可保存3-4天。

俗名	學名	使用部位	適應症
覆盆子	*Rubus idaeus*	葉片	女性保健、孕婦茶飲

總序天冬

盤根錯節

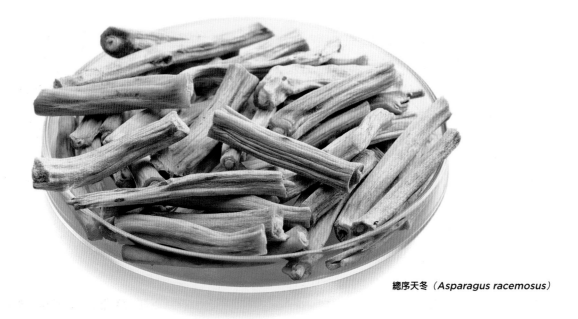

總序天冬（*Asparagus racemosus*）

總序天冬生長在印度的熱帶與副熱帶地區，以及喜馬拉雅山區。總序天冬的英名shatavari源自梵文，意為「百根之草」，就是用來形容這種植物龐雜無比的根系。

印度阿育吠陀醫者常建議用總序天冬來保養女性生殖系統。近來這種植物大受歡迎，原因是據說它能提高女性生育力，也常被用來調節經期，尤其是因壓力或疾病所引起的經期失調。

有一項開放研究發現，有一種含有總序天冬的藥方，對一小群女性有舒緩經痛、調節子宮出血及改善經前症候群（PMS）的作用。總序天冬亦常搭配其他藥草使用，用於緩解更年期症狀如熱潮紅、夜間盜汗及陰道乾燥等症狀。

▶ 注意事項

如適當使用，總序天冬顯然是安全、一般來說耐受性也相當良好的藥草，不過懷孕期間的婦女還是不建議使用。

▶ 取得與使用

印度好幾個地區都有野生的總序天冬根可採收，市面上也買得到多種總序天冬產品，包括乾燥的根粉、膠囊、萃取物等。

茶飲：用1杯水加1小匙乾燥總序天冬根，小火燜15分鐘，過濾後每日飲用1-2杯。

膠囊：一般而言，服用劑量為500毫克，每日1-2次。

酊劑：依製造商指示飲用。

俗名	學名	使用部位	適應症
總序天冬、喜馬拉雅蘆筍草、蘆筍草	*Asparagus racemosus*	根部	女性補品、經前症候群、乳汁分泌

大豆

均衡好豆

味噌、醬油、天貝、豆腐——數百年來,琳瑯滿目的大豆製品一直都是亞洲料理與營養的基石。大豆富含完整的必需胺基酸,也因此成為所有蔬食與純素飲食的重要食材。

大豆富含植物雌激素,這是在化學性質上類似雌激素的植物化合物;因此,藥草專家會建議以大豆萃取物協助緩解更年期症狀,包括熱潮紅和夜間盜汗。不過,由於大豆可能會增加部分女性罹患乳癌的風險,所以使用大豆萃取物治療更年期症狀至今還是有爭議。

見古識今

- **712年** 日本最早提及大豆的記錄是在《古事紀》中。
- **1665年** 天主教傳教士閔明我(Domingo Fernández de Navarrete)形容豆腐在中國是普遍又物美價廉的食物。
- **1739年** 巴黎植物園栽下由傳教士從中國寄來的大豆種子。
- **1765年** 美國開始栽種大豆。

▶ 取得與使用

幾乎所有食品店都買得到大豆及豆製品,相對來說價格也不貴,所以在自家花園騰出空間、費心費力種一點點大豆,似乎並不划算。

飲食:應該把大豆食物納入健康飲食的一部分,但要避免加工太多的「垃圾」豆製品,盡量選擇毛豆、香脆豆仁、味噌、天貝等。

萃取物:每天攝取50-90毫克的大豆異黃酮。

▶ 注意事項

若是搭配多樣、健康的飲食,大豆是非常健康的。不過在有更多研究完成之前,有乳癌病史的人應避免同時服用(藥用劑量的)大豆萃取物與泰莫西芬(抗荷爾蒙藥物),以免植物和藥物產生交互作用。

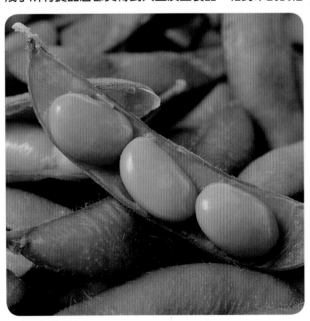

大豆是一種豆科植物。

俗名	學名	使用部位	適應症
大豆、黃豆、毛豆	*Glycine max*	種子(豆子)	荷爾蒙健康、心臟保健、蛋白質來源

優格

益生之菌

優格是適合每個人飲食的美味食品,更是珍貴的保健工具。典型的作法是在牛奶中加入乳酸桿菌菌株,讓牛奶發酵。優格含有被視為益生菌的活細菌(「活菌」),對消化機能及女性生殖系統健康好處多多。最近有一項研究發現,含益生菌的優格有助於緩解便祕、腹瀉,發炎性腸道疾病及乳糖不耐症。

對女性來說,優格所含的鈣質助益尤多。估計約有800萬名美國女性罹患骨質疏鬆症,這是一種骨質流失、骨骼變脆弱的症狀。攝取高鈣食品,如優格,有助於維持骨骼強健。有些優格為了提高營養價值還添加了維生素D,這也是維持骨骼健康的重要營養素之一。

▶ 取得與使用

幾乎在所有商店都買得到優格,你也可以購買活菌回家自己發酵牛奶、自製優格。

選購:為確保能獲得優格對消化系統的好處,購買時記得選擇含有「活菌」的優格,也可留意是否有添加維生素D提高營養價值。

食用:每日食用一份(一杯)優格好處多多,其中一個好處是可以降低感冒風險。有研究發現,含有羅伊氏乳桿菌(*Lactobacillus reuteri*)的優格能阻絕某些致病性病毒的滋生。不過並不是所有品牌的優格都有這種特殊的菌株,因此選購時須多加留意。

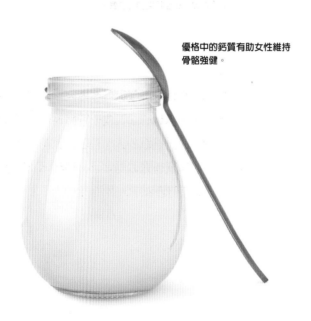

優格中的鈣質有助女性維持骨骼強健。

俗名	學名	使用部位	適應症
優格	*Lactobacullus*菌	發酵牛奶	維護消化機能、骨骼健康

櫻葉莢蒾

緩解痙攣的樹皮

櫻葉莢蒾可緩解經痛和痙攣，可用於治療更年期症狀並舒緩子宮肌肉，尤其適用於肌肉痙攣程度可能導致流產的狀況。經動物研究證實，櫻葉莢蒾根部和枝幹的樹皮所含的化合物，會與平滑肌上的 β-腎上腺素受器互相影響，進而舒緩子宮、氣管及小腸，這種運作機制和許多用來放鬆這些組織的處方藥物是一樣的。

▶ 取得與使用

櫻葉莢蒾的枝條和樹幹的樹皮是可供藥用的部位，這種藥材會以乾燥、製成膠囊、萃取物及酊劑的形式出售。

茶飲：1杯水加入2小匙的乾燥根皮或枝幹皮，以小火燜煮5-7分鐘，過濾後每2-3小時飲用1/4杯，每日最多2杯。

膠囊：一般來說，每次服用1000毫克，一日3次。

酊劑：每次服用5-10毫升，一日3次。

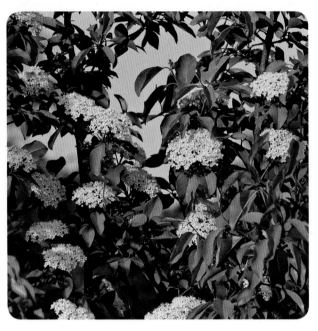

櫻葉莢蒾的樹皮含有能放鬆子宮肌肉的化合物。

▶ 注意事項

醫療文獻中並未記載使用櫻葉莢蒾有任何不良作用。櫻葉莢蒾可能含有少量水楊苷，這是一種與阿斯匹靈有關的化合物。對阿斯匹靈過敏的人，理論上也可能會對櫻葉莢蒾過敏，不過還沒有類似的案例。懷孕期間不應使用櫻葉莢蒾，除非有醫護專業人員指示。

健康處方

櫻葉莢蒾與薑酊劑

將約15公克的櫻葉莢蒾根皮和7公克的薑一起用咖啡磨豆機磨碎，倒入容量約1公升的罐子中。加入120毫升的伏特加，攪拌均勻後蓋好瓶蓋，並輕輕搖動，靜置14天後濾渣，存放在暗色玻璃罐中。這種酊劑能用來緩解生理痛。依需要每4-6小時服用5毫升（1小匙）。

俗名	學名	使用部位	適應症
櫻葉莢蒾	*Viburnum prunifolium*	根與枝幹的樹皮	生理痛、肌肉痙攣

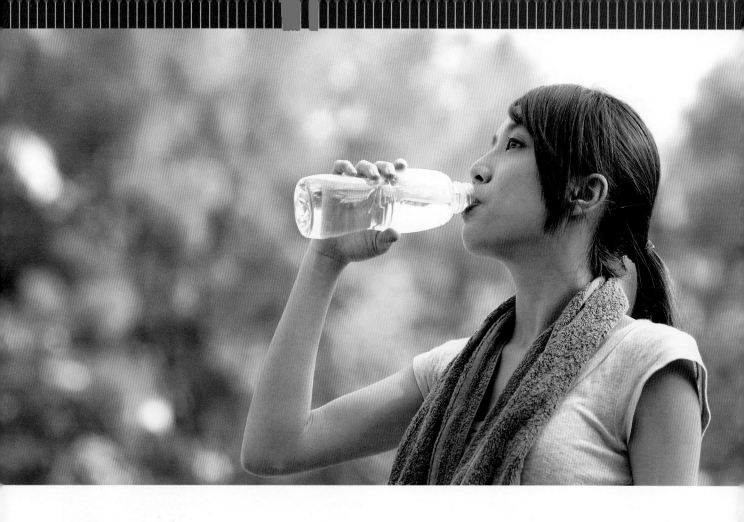

DIY
水療法

水療法，顧名思義就是利用水（不管是固態、液態或氣態）來達到療癒功效。在家裡就可以進行簡單又便宜的水療法。

喝杯水吧：最簡單的水療法就是讓身體保有充足水分，每日飲用1500-2000毫升的水。

擦掉一身疲憊：洗過熱水澡之後，立刻用冷水浸濕毛巾來摩擦手臂，如果還沒擦完、毛巾就已經變熱，就再浸一次冷水。要把手臂徹底、用力地擦乾。以同樣的步驟擦乾另一隻手臂、雙腿、足部、胸口、下腹部及臀部。

泡腳好處多：用熱水和冷水泡腳可促進下肢血液循環。準備溫度適宜的熱水及冷水各一盆，並排平放在座椅前，坐下後將腳放進熱水中浸泡60秒，再把腳移到冷水中浸泡20-30秒，重複3-4次。

精油養生足浴

準備一個可以放入雙腳的塑膠盆，加入迷迭香、桉樹及胡椒薄荷精油各4滴，再倒進足夠的熱水（不過不要太熱，免得燙傷），水位要能淹到踝骨下方，至少泡個10分鐘。

附錄　適應症檢索

天然藥方是很神奇的，許多藥草都具備數種功效，能用來預防並治療多種不同病症。本索引根據藥草可能具備的功效編排，各種病症列於每個條目最上方，下方是可能適用的藥草清單。這項索引並不能作為治病指南，讀者在使用下列任何藥用植物或療法前都應先諮詢持有執照的專業醫療人員。

實用草本百科
家庭必備86種天然療方養生指南

國家地理學會出版

Gary E. Knell, *President and Chief Executive Officer*
John M. Fahey, *Chairman of the Board*
Declan Moore, *Chief Media Officer*
Chris Johns, *Chief Content Officer*

製作團隊

Hector Sierra, *Senior Vice President and General Manager*
Janet Goldstein, *Senior Vice President and Editorial Director*
John MacKethan, *Vice President, Retail Sales and Special Editions*
Matthew Moore, *International Retail Sales Manager*
Jonathan Halling, *Creative Director*
Marianne R. Koszorus, *Design Director*
R. Gary Colbert, *Production Director*
Jennifer A. Thornton, *Director of Managing Editorial*
Susan S. Blair, *Director of Photography*
Bridget A. English, *Editor*
Amy Briggs, *Writer*
Elisa Gibson, *Art Director*
Kristin Sladen, *Illustrations Editor*
Janel Kiley, *Designer*
Marshall Kiker, *Associate Managing Editor*
Alix Inchausti, *Production Editor*
Lisa A. Walker, *Production Manager*
Galen Young, *Rights Clearance Specialist*
Katie Olsen, *Design Production Specialist*
Nicole Miller, *Design Production Assistant*
Bruce MacCallum, *Manager, Production Services*

Printed and distributed by Time Home Entertainment Inc.
1271 Avenue of the Americas, 6th floor • New York, NY 10020

TIME HOME ENTERTAINMENT

Margot Schupf, *Publisher*
Vandana Patel, *Vice President, Finance*
Carol Pittard, *Executive Director, Marketing Services*
Suzanne Albert, *Executive Director, Business Development*
Susan Hettleman, *Executive Director, Marketing*
Megan Pearlman, *Publishing Director*
Courtney Greenhalgh, *Associate Director of Publicity*
Simone Procas, *Assistant General Counsel*
Ilene Schreider, *Assistant Director, Special Sales*
Christine Font, *Assistant Director, Finance*
Danielle Costa, *Senior Marketing Manager, Sales Marketing*
Isata Yansaneh, *Marketing Manager*
Susan Chodakiewicz, *Senior Book Production Manager*
Stephanie Braga, *Associate Project Manager*
Alex Voznesenskiy, *Associate Prepress Manager*
Stephen Koepp, *Editorial Director*
Bruce Tracy, *Executive Editor*
Gary Stewart, *Art Director*
Roe D'Angelo, Alyssa Smith, *Senior Editors*
Matt DeMazza, *Managing Editor*
Rina Bander, *Copy Chief*
Anne-Michelle Gallero, *Design Manager*
Gina Scauzillo, *Assistant Managing Editor*

特別感謝 Allyson Angle, Katherine Barnet, Brad Beatson, Jeremy
Biloon, John Champlin, Ian Chin, Rose Cirrincione, Assu Etsubneh,
Mariana Evans, Alison Foster, Hillary Hirsch, David Kahn, Jean
Kennedy, Amanda Lipnick, Samantha Long, Amy Mangus, Kimberly
Marshall, Robert Martells, Courtney Mifsud, Nina Mistry, Melissa Presti,
Danielle Prielipp, Babette Ross, Dave Rozzelle, Matthew Ryan, Ricardo
Santiago, Divyam Shrivastava
For more information about NGS, please call 1-800-NGS-LINE (647-
5463) or visit us online at www.nationalgeographic.com/books.

實用草本百科

總編輯／執行長
李永適

顧問
林純如

行政部
大陸事務協理　張婷婷
行政兼人力資源部協理　朱維君
總務經理　洪千惠
執行長秘書　吳羿蓁

編輯部
副總編輯　胡宗香　鄭靜琪
資深編輯　居芮筠　魏靖儀
文字編輯　陳卓均
圖片編輯　陳彥尹
美術指導　陳其輝
印務經理　蔡佩欣
美術主任　吳思融
美術編輯　謝昕慈　余瑄　吳立新
行政編輯　秦郁涵
特約編輯　鍾慧元

翻譯
林潔盈　鄭方逸　梁琦政

圖書部
主編　黃正綱
編輯　許舒涵　蔡中凡　王湘俐

行銷部
經理　彭龍儀
行銷企劃　簡鈺璇　陳雅婷
　　　　　諶幼琴

發行部
副理　吳坤霖
雜誌企劃　黃素菁　李如芳
電銷專員　廖雪真　楊秀貞
　　　　　戴靖哲
客服專員　郭麗娟
資深行政客服專員　賴思蘋
圖書發行主任　吳雅馨
圖書企劃　鍾依娟　汪其馨
行政專員　袁沛君

整合傳播部
總監　馮業威
副總監　朱益利
資深經理　柯虹玉
經理　謝明峰
副理　董政明　林子硯
副主任　黃凱辰
企劃經理　吳美萱
企劃　林思廷
助理　朱宇臻
服務電話（02）8797-1758

數位部
經理　黃聖傑
主編　吳靖雯
網站企劃　潘靜怡
網站編輯　鄭惟心
行銷企劃　柯霽展　林雨慧
視覺設計　王建國

財會部
主辦會計　唐盛澤
會計　簡又婷　王閔楷

香港辦公室
營運總監　蔡耀明
業務經理　李振威

Boulder Media an IDG company
大石國際文化有限公司
由National Geographic Society授權出版
11493台北市內湖區堤頂大道二段181號3樓
代表號：(02) 8797-1758
傳真：(02) 8797-1756
讀者服務專線：(02) 8797-1050
香港辦公室：香港九龍九龍灣常悅道9號
企業廣場1期1座7樓
電話：+852-3468-5850
傳真：+852-3585-0582

印刷／裝訂
中華彩色印刷股份有限公司

台灣零售總經銷
高見文化行銷股份有限公司
電話：(02) 26689005
日翊文化行銷股份有限公司
電話：(03) 3072251

中華郵政台北雜字第1994號
執照登記為雜誌交寄